"医"说科普丛书

主编 陆唯怡 张舒娴 张海扬

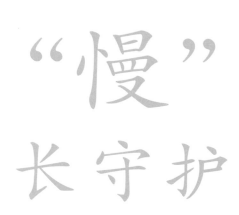

"慢" 长守护

MAN CHANG SHOU HU

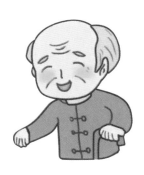

上海科学普及出版社

序

　　健康是人民幸福生活的基石，也是全面建设社会主义现代化国家的重要内容。随着中国经济和社会的快速发展，人民生活水平得到了显著提高，但同时也面临着许多健康问题。为了加强国民健康水平，国务院于 2019 年发布了《健康中国行动（2019—2030 年）》，该行动强调把"预防为主"的理念落到实处，以健康知识普及行动为重点，提升人民群众的健康素养水平。

　　《健康中国行动（2019—2030 年）》明确提出了健康知识普及行动的主要任务和措施，包括：加强健康教育，提高人民群众对健康知识的掌握程度；倡导健康生活方式，提高人民群众的健康意识和自我保健能力；强化健康管理，提高人民群众的健康素养和健康水平；优化健康服务，提高医疗卫生机构的服务水平和质量；推进健康环境建设，改善人民群众的健康环境和生活质量。

　　为了有效推进健康中国建设，必须转变防治思路，将防治关口前移。防治思路从"治疗为主"向"预防为主"转变，防治理念由"以治病为中心"向"以人民健康为中心"转变。这种转变意味着将健康管理和预防放在更加重要的位置，强调对全生命周期的健康管理，从而改变过去单纯依赖医疗卫生系统的局面。另外，防治对象和方式的转变也是十分必要的。防治对象从"个体"向"人群"转变，防治方式从"疾病治疗"向"全生命周期的健康管理"转变。意味着要更加注重对人群健康的综合管理和干预，为人民群众提供更加全面、综合的健康服务。与此同时，防治的主体也需要从"单纯依赖医疗卫生系统"向"全社会整体联动"转变。意味着需要广泛动员社会各界力量，共同参与健康事业，共同推进健康中国建设。

"人民健康是民族昌盛和国家富强的重要标志，预防是最经济最有效的健康策略。"健康科普和健康教育是重要的疾病预防举措。《国务院关于实施健康中国行动的意见》围绕疾病预防和健康促进两大核心开展十五个重大专项行动，把"健康知识普及行动"排在首位，重点强调了个人行为和生活方式对健康影响极其重要，并要求帮助每个人学习、了解、掌握有关预防疾病、紧急救援、合理用药等知识和技能。

上海市黄浦区一直以来都致力于提高公众的健康素养，以满足人民群众日益增长的健康需求。为了进一步推进健康知识普及行动，上海市黄浦区科协与上海科学普及出版社联手，共同出版了"'医'说科普丛书"，为广大市民提供了一站式的健康医养知识服务。

这套科普丛书涵盖了科学合理用药、医疗安全卫生、中医中药实践等方面的知识，以通俗化、趣味性的视角呈现给公众，让医学知识不再晦涩难懂。同时，丛书内容紧扣当前医疗热点和群众关心的健康问题，针对性地提供了科学、实用的健康指导和建议。

值得一提的是，这套医学科普丛书的专业化程度非常高。编委会成员由医学领域的专家学者和一些经验丰富的科普作家组成，他们深入浅出地讲解了医学知识，将复杂的理论简化为易于理解的语言，使广大市民能够轻松掌握健康知识。

"'医'说科普丛书"分为《实话"石"说》《"慢"长守护》《"香"信中医》三册，聚集上海市黄浦区优质医疗与高校资源，从西医解剖与西药奥秘，以及生命全阶段健康管理精髓提炼，到"千年国粹，岐黄魅力"。丛书从宏观到微观，从整体到个体，通过关注青少年、中年和老年时期的全生命周期健康问题，浓缩中西医保健知识精华，为我们提供了"健康守护者"。

总之，本丛书是一套集专业化、通俗化、趣味性和互动性于一体的健康知识普及读物。它不仅满足了人们对健康知识的需求，也提高了公众的健康素养和自我保健能力。相信这套科普丛书将成为黄浦区乃至全市健康知识普及行动的标志性成果，为人民群众的健康事业贡献力量。

每个人都是自我健康管理的第一责任人，让"健康守护者"帮助我们收获健康的高质量生活。

中国工程院院士

上海交通大学副校长

上海交通大学医学院院长

2023 年 9 月

前　言

　　"科技是第一生产力、人才是第一资源、创新是第一动力"已然成为全社会的共识。深入实施科教兴国战略、人才强国战略、创新驱动发展战略，不断开辟发展新领域新赛道，不断塑造发展新动能新优势，对加强科普能力建设、提升公民科学素质、深化全民阅读提出了新要求。

　　黄浦区是上海的"窗口、心脏、名片"，作为上海中心城区的黄浦有优质的医疗资源和优秀的医疗团队，如何充分运用好这些资源，如何系统介绍科学合理用药、医疗安全卫生、中医中药实践等方面的知识，服务群众的健康医养需求；如何将专业化程度高的医学知识以通俗化、趣味性的视角呈现在公众面前，"'医'说科普丛书"进行了一次有益的探索。本丛书有三个明显特点：一是起点高，丛书凝聚了院士、专家团队的智慧结晶，他们注重从专业的眼光和科学的态度做好主体规划和内容编撰，保证图书内容严谨扎实、专业权威；二是"落子"实，丛书充分契合黄浦"零距离"科普生态圈的打造，融入黄浦区"十分钟社区生活圈"建设，在着力构建品牌、平台、机制、队伍、改革、阵地"六位一体"的黄浦高质量科普服务体系中整合优质"医"资源，彰显落地"惠"服务；三是入门易，本丛书通过通俗易懂的语言、生动形象的插图，以大众的视角解读日常生活中常见的健康医药问题，力求在深邃广博的医学专业知识和普通民众易懂易记的常识之间有效搭起沟通的桥梁。

　　"'医'说科普丛书"将依托黄浦资源持续推进、定期推出。希望通过本丛书的出版，进一步挖掘黄浦人才、资源、信息、场景等优势，聚焦金融科技、生物医药、人工智能等领域，充分发挥专业人士的积极性，用深入浅出的方式阐释传播科学知识，将科技元素和科学家精神有机地融入场景营造、内容创制中，为营造全社会讲科学、爱科学、学科学、用科学的良好氛围而持续努力。

丛书编委会

2023 年 9 月

引　言

　　近年来我国经济迅速发展、人民生活水平不断提高，而慢性病的发病率却逐年增高。截至 2022 年，根据国家卫生健康委员会统计数据显示，我国慢性病患者已接近 3 亿人，每年增加约 1 000 万人，中国已经进入慢性病高发期，是全球最大的慢病患者群体。慢性病已成为严重威胁我国居民健康、影响国家社会经济发展的重大问题。面对这一突出问题，近 10 年我国不断探索具有中国特色的慢性病防控模式，努力将健康理念融入万策，出台一系列慢病防控规划。从国家政策到微观个体，不难发现，在我们生命的旅程中，每一个阶段都承载着独特的健康需求和关切。在这漫长一生中，慢性病的威胁如影随形，不断挑战着我们的身心健康。高血压、糖尿病、心脏病等频发、高发的慢性常见病，对我们的身体健康与生活幸福产生持久而深远的影响。因此，关注全周期生命健康，探索慢性病科普知识，成为当今社会面临的重要课题。

　　本书由上海交通大学医学院的师生团队精心创作而成。在这本书中，我们整合了科学背景信息、医学专业知识和临床实践经验，希望为广大读者提供全面而系统的慢性病科普知识，以增强大家对慢性病的认知和应对能力。

　　本书以全生命周期为视角，关注对象从生命的起点延续到生命的终点，涵盖了生命各个重要阶段的健康问题。作为一本关注全生命周期的健康科普读物，本书将引领读者走进一个充满关怀和智慧的世界。在这个世界里，读者将了解常见慢性病的起源、发展和防治策略，从而更好地管理自己的健康。在生命的早期阶段，我们需要关注生长发育的关键问题；在青壮年期，我们需要警惕威胁健康的"沉默杀手"；在老年时期，我们更需要"优雅地老去"。本书不仅注重科学性和准确性，更以通俗易懂的语言、生动活泼的案例，与读者进行亲切而深入地交流。

全书以"朝阳初升，守护生命健康起点"开篇，带领读者进入新生命的世界。本篇聚焦于生命早期，揭示了婴幼儿和儿童健康发育成长的重要性。读者将了解到儿童喂养的重要性、儿童反复呼吸道感染的防治、儿童哮喘管理以及儿童用药误区等常见问题。此外，本篇还将深入介绍无痛分娩的利弊以及儿童可能面临的环境暴露问题。本篇会为胎儿、婴幼儿、儿童及青少年照护者提供实用的知识和建议，帮助他们更好地守护孩子们的健康成长。

篇二"骄阳人生，青壮年的健康烦恼有哪些"则将引领读者进入成年人的健康领域。在这个阶段，我们将深入探讨肝脏问题、肺部结节、甲状腺问题、"姿势病"、胃肠和头发健康等常见健康问题。通过了解这些健康问题的成因和防治方法，读者将更好地采取积极的健康管理措施。

篇三"夕阳未晚，绽放最美'健康夕阳红'"则关注老年群体的健康挑战。在这个阶段，我们将探讨认知健康、心脑血管疾病、脑卒中和糖尿病等慢性病问题。这一章将为老年人提供实用的健康建议和管理策略，帮助他们度过健康幸福的晚年时光。

　　本书以其广阔的视野和丰富的内容，力图为读者揭示全生命周期自我健康管理的重要性。读者将了解到科学的健康管理理念、实用的预防方法和健康促进的重要性，认识到慢性病是如何与我们的生活方式、饮食习惯、心理状态等密切关联，从而养成健康的生活习惯。此外，书中还将深入探讨运动、心理健康和社交互动对慢性病预防和管理的重要影响，为读者提供全方位的健康指导。

　　在《"慢"长守护》的陪伴下，读者们可以一同探索生命的奥秘，学习如何守护自己和他人健康。希望本书能成为一扇指引与启发的窗口，帮助读者了解慢性病的危害和预防措施，从而培养健康的生活方式，在此基础上与家人、朋友一起享受健康和幸福。

　　事实上，本书不仅关注个体的健康，也关注社会的共同责任。书中呼吁个体和社会共同努力，推动健康教育和健康促进活动，为全社会创造一个人人享有健康的和谐环境。在这个过程中，读者将感受到科普知识的力量，发现健康生活的魅力，共筑幸福美满的未来！

　　从"朝阳初升"到"骄阳人生"再到"夕阳未晚"，让我们以求知的态度、积极的行动，共同开启这场漫长而精彩的健康人生守护之旅吧！

　　感谢上海市黄浦区科学技术协会对本书编写工作的大力支持，本书也得到了上海市科学技术委员会"科技创新行动计划"科普专项项目（23DZ2301300）和上海科普教育发展基金会 2023 年度科普公益项目（B2023328）的支持。

编者

2023 年 9 月

CONTENTS

目　录

朝阳初升

守护生命健康起点

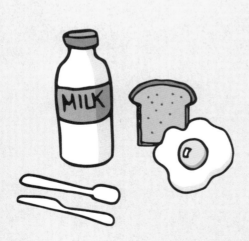

别让不良环境沾染爱的结晶

新生命的 1 000 天，请牢记这些安全密码

小王和她的丈夫新婚，他们非常渴望拥有自己的孩子，正在制订备孕计划，希望能够迎来夫妇俩爱的结晶。小王是一名互联网从业者，平时的工作和生活都离不开电脑等电子产品，前段时间又因感冒服用过感冒药，她担心这些因素都可能对未来的宝宝造成损害。她在网络上了解到，从怀孕开始的 1 000 天对于宝宝一生的成长都非常重要，因此她前往医院咨询，并希望得到一些关于孕前准备和宝宝出生后日常保健的建议。

生命早期 1 000 天——新生命生长发育的关键期

生命早期 1 000 天是指从女性怀孕的胎儿期开始到宝宝出生后 2 岁结束的时间段，这段时间被世界卫生组织定义为生长发育的机遇窗口期。在这期间，肌体处于生长以及内部调节的状态，并对个体后期的生命过程和健康走向有着非常重要的影

响。如果在这个时期出现问题，比如胎儿宫内生长缓慢、低体重或超重、出生后营养缺乏或过度喂养导致的快速体重增长等，都会给远期健康带来风险，可能导致肥胖、高血压、高血脂、糖尿病或骨质疏松等后遗症。因此，在围孕期（也就是我们常说的备孕期）、怀孕期和婴幼儿期，母亲和胎儿的状态非常关键，它们为胚胎和婴儿的身体生长和大脑发育奠定了基础，并且对终身体能和神经心理潜能的发展产生着重要的影响。

生长发育的机遇窗口期

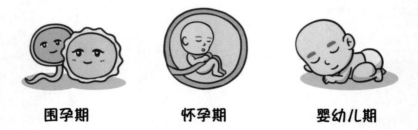

围孕期　　　　　　怀孕期　　　　　　婴幼儿期

追本溯源，究其根本——哪些因素对母婴有害

首先是环境因素。随着工业化的巨大发展，环境中的化学因素，如铅、汞、砷、镉以及农药等对人体和生殖健康产生严重的负面影响。含铅药物、废水、废气、蓄电池等中铅的含量较高，劣质化妆品和体温计中的过量汞制剂、蓄电池中的镉等也都需要特别注意，特别是备孕期的夫妇和新生儿应尽量避免接触这些有害物质。此外，物理影响也会对胎儿和新生儿的大脑等器官组织的发育造成损害，如放射线电离辐射等干扰，会影响智力的正常发育，并增加各种疾病的风险。虽然还没有文献报道计算机断层扫描术（CT）对胎儿生长及发育有不良影响，但是怀孕妇女还是应该尽量避免进行CT等检查，以降低对胎儿的潜在风险。

其次是药物因素。对于备孕的夫妇，一些药物的使用也会产生影响，需要尽量避免接触，少吃药。怀孕的前3个月实际上也是生命的窗口期，胎儿正处于发育的关键时期，因此任何不良的影响都可能对胎儿的健康造成危害。因此，双亲保持良好的健康状况非常重要。四环素、氯霉素、庆大霉素、磺胺类药物等抗生素，阿司匹林、对乙酰氨基酚（扑热息痛）、地西泮（安定）等，均会对胎儿的生长发育造成不良影响。此外，中成药的使用也需获得医生的指导，切勿自行服用。备孕前，夫妇应该调整好自己的身体状况，避免接触一些不必要的药物，以确保胎儿的健康发育。

最后，在生命早期的1 000天内，营养状况对于生命的成长和发育具有极为重要的作用。如果在这段时间里缺乏营养，会影响新生命的认知发展以及健康的生长发育和体成分。相反，如果营养过剩，会导致快速的生长发育并产生较大的胎儿体型，这可能会增加后期患慢性疾病的风险。此外，孕妇缺乏叶酸也有可能导致胎儿大脑发育不完整或出现畸形。因此，我们应当重视生命早期的营养状况，为孕妇和婴儿提供足够的营养，以促进新生命全面健康地成长和发育。

未雨绸缪，防患于未然——应该如何预防

日常生活要警惕农药残留。为了减少农药残留，我们在清洗蔬菜和瓜果时可以使用30 ～ 40℃的温水，也可以使用小苏打水或淘米水，这样有助于促进农药降解。对于农药残留比较高的一些蔬菜，炒前最好能用开水焯一下，有机磷农药和其他农药会下降很多，有助于其农药残留达到安全标准。

此外，在备孕和怀孕期间，许多人都选择穿着防辐射服。然而，需要注意的是，男性应在妻子怀孕前使用此类防护服。对于女性而言，防辐射服的使用时机也需注意，此类服装在孕早期使用在一定程度上可以减少对胎儿的辐射，但是在胎儿的器官大部分发育完成之后，再穿也不会起到太大的作用。因此，在选择防辐射服时，需根据实际情况做出合理的选择。

防辐射服

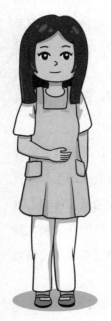

孕早期

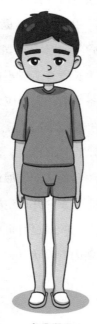

备孕期间

在备孕的过程中，需要保证正常规律的生活方式，包括充足的睡眠和适量的运动。烟酒对于胎儿也会产生一定的影响，甚至会影响精子的质量，从而影响表观遗传，因此，在备孕过程中需要做到戒烟戒酒。

对于孕妈妈来说，保持营养均衡是十分重要的，特别是要确保摄入充足的蛋白质和维生素。在新生儿的喂养方面，母乳喂养是最为推荐的，因为它不仅可以提供充足的营养，满足婴儿的生长和发育需要，还可以调节免疫力，预防过敏、哮喘、湿疹等过敏性疾病。母乳中含有高活性的免疫球蛋白，这些蛋白质可以有效地抵抗病毒和细菌，降低婴儿患病的风险，并且有助于婴儿建立健康的肠道菌群，促进肠道和神经系统的正常发育。

小 贴 士

有害因素：

　　环境中的化学因素（如铅、汞、砷、镉以及农药等）、物理因素（如放射线电离辐射）、药物影响、营养不良。

预防：

　　（1）远离含铅药物、废水、废气、蓄电池、劣质化妆品、体温计中的汞制剂等重金属源。

　　（2）孕早期可以选择防辐射服，尽量避免进行CT等电离辐射检查。

　　（3）避免服用四环素、氯霉素、庆大霉素、磺胺类药物、阿司匹林、对乙酰氨基酚（扑热息痛）、地西泮（安定）等药物。中成药需在医生指导下使用，切勿自行服用。

　　（4）孕妇应当适当补充叶酸，防止或减少胎儿先天性神经管畸形。

从生活的小细节做起，针对以上有害因素进行有效预防。

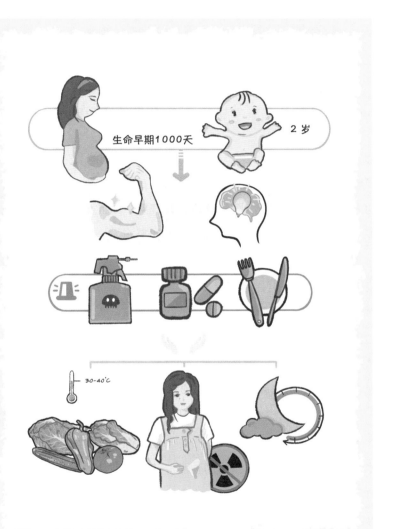

生命早期1000天　　2 岁

30-40℃

环境污染对儿童成长有何危害

儿童健康的定时炸弹——环境污染对儿童健康的影响

环境污染和破坏已经导致越来越多的人感到生活在缺乏安全的环境中，这也使得环境问题成为现代人越来越关注的问题。特别是对处于生长发育关键时期的儿童来说，他们的大脑功能尚未完全发育，体内代谢旺盛，因此更容易受到环境污染的影响并受到损害，对他们的健康和成长发育产生不利影响。

目前，一些环境因素已成为影响儿童成长的主要因素，其中包括文具污染、杀虫剂污染、空气污染中的飘尘、气溶胶等空气颗粒物，二氧化硫，含铅汽油，噪声等。这些环境因素对儿童健康带来了不可估量的影响。

首先，生活中不可忽略的是文具污染。儿童经常含咬、吮吸笔杆或橡皮，如果这些学习用品中含有或产生对儿童身体有害的物质，就会随这个过程进入人体。不合格的文具中含有二甲苯、甲苯和其他有毒物质，会使孩子的眼、鼻和喉头发炎，引起头痛、恶心。科学家们指出，这些不合格文具的长期污染会影响儿童的智力。

其次，杀虫剂含有的某些成分具有潜在的危险性，使用后需要打开门窗通风，24小时以后才能让孩子接触被施过药物的物品。杀虫剂所含污染物会使儿童大脑和神经系统发育出现障碍，生活环境杀虫剂污染严重的儿童可能出现注意力难以集中、学习困难等发育障碍。

除此以外，空气污染中，小于10 μm的空气颗粒物会对呼吸系统的发育造成影响，同时长期悬浮于大气中，对阳光起散射作用，使紫外线到达地面的量减少，从而导致儿童佝偻病发病率增高。空气中的二氧化硫会阻碍儿童的肺通气功能等。有研究表明，二手烟环境会影响儿童的心血管发育。

最后，家庭噪声也是造成儿童聋哑的病因之一。国家有关标准规定住宅区的噪声白天不能超过50 dB，夜间应低于45 dB，若超过这个标准，便会对人体产生危害。若长期生活在噪声之下，80 dB以上每增加1 dB，噪声性听力减退发病率增加10%。

在生命早期1 000天，肌体的有些器官如神经系统和心血管系统正在发育，在这个时期，环境中的化学污染物或者物理刺激可能导致早期死胎、出生缺陷、胎儿畸形，甚至可能会影响神经和内分泌系统以及未来的健康状态。

擦亮双眼——什么类型的环境污染对孩子的影响最大

有研究发现，铅对儿童健康的伤害超过以往的认知，这也间接推进了我国无铅汽油的发展。此外，最新研究显示，即使是很低剂量、很低水平的铅暴露也会影响儿童的神经系统发育，目前没有已知的"安全"血铅浓度，即使血铅浓度低至5 μg/dL（目前通用的安全水平），也可能与儿童智力下降、行为困难和学习问题有相关性；随着铅暴露水平的上升，其症状和影响的范围、严重性也会增加。

1921年，美国通用汽车公司的研究人员把一种新的混合燃料注入他们的试验引擎中，发动机立即开始更加安静地运行起来，并输出更大的功率——这种燃料就是四乙基铅。但四乙基铅会随着汽油挥发而混入空气中。在汽油燃烧过程中，四乙基铅会被分解成铅烟尘和铅尘，随着尾气排出，并进入人体的呼吸道。除此之外，由于其脂溶性的特点，四乙基铅还存在通过完好的皮肤侵入人体的风险。

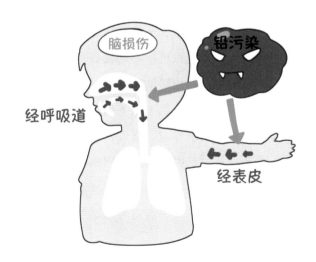

如果肌体体内过量的四乙基铅无法代谢，会在肝脏中转化为三乙基铅，它会抑制脑中葡萄糖的代谢过程，导致脑组织缺氧，引发脑血管扩张，并最终产生弥漫性的脑损伤。

铅中毒初期，患者会在2～3周后出现头痛、头晕、虚弱、失眠、噩梦等症状，同时会有口中金属味、食欲不振、恶心、呕吐等症状，但这些症状通常会迅速消失。而严重的患者则以这些症状为前兆，很快发展成急性精神障碍，一般在起病后18小时至8天内出现。严重患者还会出现全身痉挛、手指无法伸直、精神异常、幻视、幻听等症状，甚至出现神志不清。

预防环境污染的生活小贴士

纵观整个生命周期，在备孕的时候，家长就要注意避免接触环境污染物，同时也要保持良好的生活习惯，戒烟忌酒。家长要给孩子选购正规品牌的尺笔、颜料、胶泥、胶水等文具，避免文具中污染物超标。关于空气污染，如果家长吸烟，也最好能到室外通风良好处，吸烟后及时更衣，不要在室内甚至当着孩子的面吸烟；如果天气预报显示污染指数较高，就尽量控制及减少户外活动；减少杀虫剂使用，使用后开门窗通风，让孩子尽可能远离施过药物的物品。针对噪声污染，在家保持安静的氛围，外放电视机、移动设备等时音量宜适中，避免婴幼儿接触爆竹燃放、高音喇叭、建筑工地等高噪声环境；购置家用电器时，要选择噪声小、质量过关的品牌；如果房间临街可以安装双层玻璃窗。而对孩子的影响最大的铅中毒，下一篇将为您详细阐述。

> **小 贴 士**
>
> ▶ 环境污染形式多样：文具污染、杀虫剂污染、空气污染、噪声污染等。
> ▶ 铅中毒对于儿童的影响格外重要。
> ▶ 预防环境污染需要从生活细节做起：孕期戒烟忌酒，选购正规品牌文具，减少与空气污染源接触，在家保持安静的氛围。

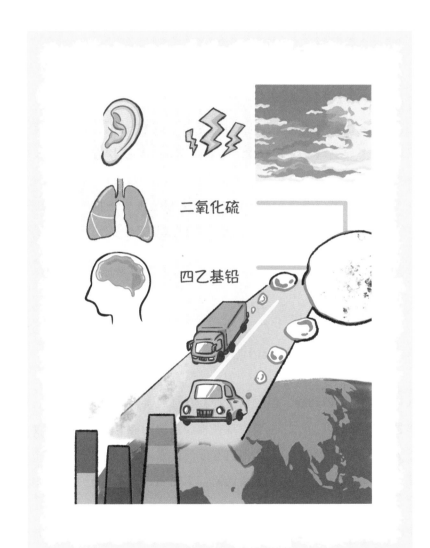

警惕儿童 "隐形" 铅中毒

圆圆是一名 2 岁的孩童，近期出现了恶心、呕吐、注意力不集中等症状，她的父母小王夫妇见状吓坏了，立马带着圆圆来到医院检查，检查结果显示圆圆血铅水平较高，属于铅中毒。小王夫妇非常纳闷，自己生活的环境并没有严重的水源污染等问题，怎么会铅中毒呢? 经专业人士推断，小王夫妇家里的劣质儿童玩具、使用年限较长的自来水管道以及小王使用的美白产品都有可能成为圆圆铅中毒的诱因。

为何儿童容易受到铅中毒的影响

铅在人体内没有生理功能，但它是一种具有神经毒性的重金属元素，对人体的损害具有多器官性和不可逆性，主要表现在神经系统功能、免疫系统功能、代谢及生长发育等方面。理想情况下，人体不应有任何血铅浓度，但由于环境中铅的广泛分布，人体内不可避免地会存在一定量的铅，当铅超过一定水平时，会引起一系列病理变化。

血液在进入大脑时会受到血脑屏障的限制。然而，儿童的血脑屏障功能还不够完善，这使铅等有害物质得以通过血脑屏障进入神经系统，从而对其造成损害。此外，相较于成人，儿童的铅吸收率在消化道和呼吸道中高出 5 ～ 10 倍，且肾脏排泄铅的能力也明显低于成人。与此同时，儿童在活动中很容易接触到环境中的铅，并通过口腔手部接触的途径吸入或摄入铅。

在儿童的生长发育期，他们特别容易受到铅中毒的影响。铅通常通过儿童的消化道和呼吸道进入体内。如果母亲在脸上涂含有铅元素的化妆品，婴儿可能会因舔这些化妆品而出现铅中毒症状。日常饮食中，如果儿童摄入了含有铅的食物和水，也可能会出现铅中毒症状。因此，我们必须要十分注重儿童的生活环境和饮食卫生，避免铅中毒对儿童产生影响。

应该警惕哪些儿童铅中毒症状

儿童铅中毒常见症状包括腹痛、腹泻、呕吐和黑便。同时，可能出现失眠、心悸、面色苍白和贫血等症状。

急性铅中毒的常见症状为口中有金属味、恶心、呕吐等。患儿的呕吐物常常呈白色奶块状，同时伴有出汗、腹痛等多种症状。婴儿患病时还可能表现出前囟（前额骨板之间柔软的菱形区域，2岁后会变硬骨化）饱满等症状。

慢性铅中毒是指长期暴露于含铅环境中，铅元素在体内累积达到一定水平而引起的中毒，常在孩子误食含铅物3～6个月后出现慢性中毒的表现。其症状多出现在2～12岁的儿童身上，主要表现为头晕、全身无力等。此外，随着孩子年龄的增长，智力也会受到影响，可能会出现智力下降、学习困难等问题。因此，家长应该格外提高警惕，以避免慢性铅中毒的危害。

重度铅中毒的症状较为严重。患儿可能会出现间断性腹痛，还可能伴随着循环系统衰竭、尿量减少或无尿。如果病情持续时间较长，患儿还会出现贫血、乏力等症状。此外，铅中毒会导致牙齿和指甲变黑，一些严重的可能会导致肢体瘫痪或呼吸衰竭。

儿童铅中毒不是仅体现为临床的中毒症状，而是表明儿童体内的血铅浓度已达到对其健康有危害的水平。因此，家长需了解儿童铅中毒的症状，及时发现并治疗。

如何预防生活中的隐形"铅"

对于环境中"隐形"的铅，建议1～6岁的孩子每年定期去测查一次全血铅含量。由于多数小孩子没有餐前洗手的习惯，容易误食，需要家长经常为孩子清洗双手，从而减少铅从环境当中进入消化道的可能，同时培养孩子养成经常洗手、特别是饭前洗手的习惯。家里的自来水管、水龙头大多数都是铜质的，材料是铅和铜的合金，含有一定比例的铅，研究发现，在早晨水龙头里最早放出的水中，含铅量会升高100倍甚至1 000倍，污染严重。所以建议家长每天早上在使用自来水前先空放一段时间，之后的水中含铅量就会明显降低。较旧的住房要经常洗刷地板和窗台，减少孩子与含铅油漆和灰尘的接触，装修时使用正规品牌、环保的材料，最好选择能出具检测报告的品牌。此外，一些不正规的美白护肤产品中可能含有铅，家长尽量避免使用没有合格证明、美白见效过快的美白产品，以防止宝宝通过皮肤接触吸收。

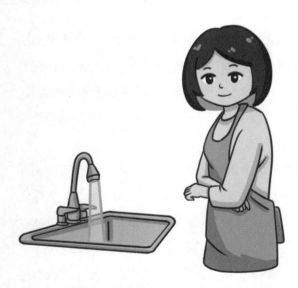

过夜后适当放掉水管内的存水

通常，治疗铅中毒的主要措施包括清除有害物质、实施驱铅治疗以及针对症状进行治疗。此外，为避免铅污染环境的影响，患者应远离有铅的环境。一般情况下，这些措施能够取得良好的治疗效果。饮食上，铅在体内的吸收途径会与钙、铁、锌、硒发生竞争，因此可以在膳食中注意适当加入如牛奶、海带、动物肝脏、肉类、蛋类等富含钙、铁、锌、硒的食物，可减少铅的吸收。

小 贴 士

▶ 儿童铅中毒的危害：对儿童神经系统、免疫系统、代谢及生长发育具有危害。

▶ 儿童铅中毒的症状：腹痛、腹泻、呕吐和黑色大便，失眠，心悸，面色苍白和贫血等。

▶ 如何防治：定期检查血铅含量，勤洗手，注意自来水的使用，使用环保的家装材料，避免使用不正规美白产品；清除毒物，驱铅治疗，对症处理，饮食改善。

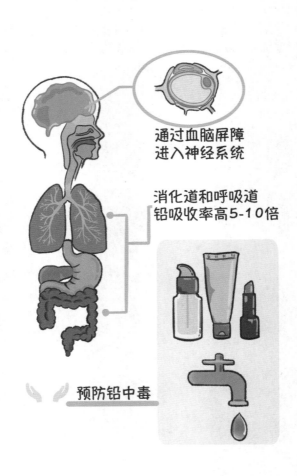

通过血脑屏障
进入神经系统

消化道和呼吸道
铅吸收率高5-10倍

预防铅中毒

涨姿势！您所不知道的无痛分娩

别骗我，无痛分娩真的不痛吗

小王夫妇一直非常渴望有个孩子，但小王在社交媒体上看到各种有关分娩疼痛的传言后，对分娩非常恐惧。而小王担心无痛分娩的方式会对胎儿的生长发育产生不良影响。这让小王夫妇非常担忧。不仅是他们，许多的备孕夫妇都有类似的疑虑。但是，真的是这样吗？无痛分娩真的像传说中那样不痛吗？无痛分娩是否真的安全呢？

擦亮双眼——什么是无痛分娩

孩子的生日常被人称作"母难日"，但是生产"受难"真的无从减免吗？实际上，无痛分娩技术可以很大程度上缓解孕妇分娩时的疼痛。无痛分娩，又被称作分娩镇痛，现在一般指的是"硬膜外分娩镇痛"，这是目前世界公认效果最好、最安全的分娩镇痛方法。其主要目的是减轻女性在自然分娩时的疼痛感，通过使用镇痛药物来

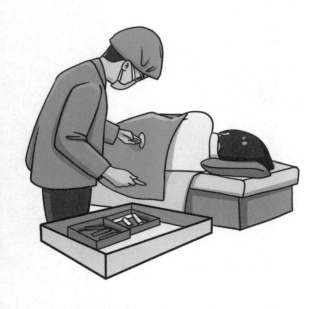

减轻痛苦，母婴安全

提高分娩质量和产妇的舒适度，确保母婴安全。但是该方法只适用于阴道分娩的产妇。在选择分娩镇痛前，产科医生和麻醉医生都会进行一系列的评估，包括病史、身体情况、血常规、凝血功能等方面。只有当评估结果正常时，才能进行分娩镇痛操作。

分娩镇痛，并不是一点也不痛。分娩镇痛只是把分娩疼痛降低到可以忍受的轻度疼痛，每个产妇个体条件不同，对疼痛的敏感度也不一样，镇痛效果因人而异。实施麻醉后大部分产妇在宫缩时会感到肚子发紧，即使有痛感也在可接受范围之内。数据表明，80%以上的产妇在分娩镇痛之后30分钟左右，疼痛的减轻程度至少可以达到50%。

究其根本——分娩镇痛包括什么呢

分娩镇痛的方式主要包括非药物类和药物类。非药物类镇痛比如有分娩球、拉玛泽呼吸法、经皮电神经刺激仪、针刺麻醉、导乐助产、水下分娩等；药物类方式包括笑气吸入法、肌内注射镇痛药物法、椎管内分娩镇痛法等。麻醉科实施的分娩阵痛，是属于药物性的，也是当前在发达国家当中最主要的一种分娩镇痛的方式。但只有对自愿选择分娩镇痛，经产科医生评估可以经阴道分娩，无药物过敏史，未服用抗凝药物，血常规、凝血功能无异常情况，既往身体健康，没有严重合并症的孕妇，医生才会建议进行无痛分娩，其余情况则需要医生根据实际情况进行判断。

无痛分娩真的安全吗

无痛分娩这项技术在国际上有近百年的历史，已经趋于成熟。许多待产的妈妈可能会因为担心麻醉会损伤神经而犹豫不决。但事实上，在欧美等发达国家，脊髓无痛分娩实施的比例已经达到了85%～98%。这项技术非常成熟，并由经验丰富的麻醉医生进行操作。与其他许多手术麻醉的穿刺方法相同，其神经损伤发生率非常低。产妇产后出现的神经损伤，多数是由于宝宝在下降过程中压迫盆腔后面的外周神经，或在第二产程中下肢过屈或其他姿势不当导致的。但通常情况下，这种损伤会在3个月内自行恢复。

药物镇痛会影响孕妇的宫缩或干扰孕妇分娩时使劲吗

实际上，在行无痛分娩后，产妇的腹肌和子宫收缩都能正常发挥作用，因此不会影响孕妇的宫缩或干扰孕妇分娩时使劲。相反，一旦孕妇的疼痛得到缓解，她的精神会完全放松，身体也不再翻滚扭动，这有助于她的体力得到恢复，推动产程的进展。近年来有研究表明，无痛分娩可能会导致第二产程延长15～20分钟，所以在宫口快要开全的时候需要适当减少药量。但总体而言，无痛分娩对产程的影响较小，因此不必过于担心。

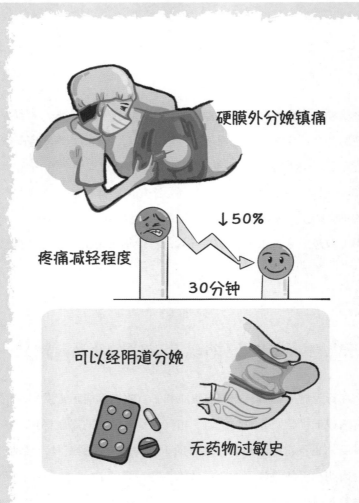

镇痛针，对我和宝宝安全吗

镇痛针对宝宝有影响吗

无痛分娩是一种通过椎管内给药的药物治疗方法。与剖宫产麻醉相比，无痛分娩使用的药物量极少，仅为剖宫产麻醉的1/10甚至更少。此外，产妇血液吸收的药物量也很少，即使药物通过胎盘屏障到达胎儿血液系统，药物量也微乎其微，因此对胎儿的健康没有不良影响。根据国内外现有数据显示，自分娩镇痛实施以来，没有任何一例产后胎儿不良结局与分娩镇痛有关。因此，无痛分娩是一种安全的分娩方式，不会影响胎儿的健康。

镇痛针对孕妇而言有后遗症吗

实际上，使用无痛分娩和其他麻醉方法一样，都可能会产生一些可预期的并发症，例如低血压、暂时性发抖；偶尔会出现一些罕见的情况，如抽筋、头痛、麻醉不全等。但是在经验丰富的专业麻醉师的操作下，这些问题通常可以轻易地解决，不会对孕妇产生任何影响。然而，对于无痛分娩的后遗症，许多人的认识都存在着误区。

首先，许多女性在分娩后会经历腰痛的问题。尽管人们普遍认为这是无痛分娩的不良反应，但实际上它与使用麻醉无关。据统计，接受分娩镇痛和未接受镇痛的产妇在产后腰痛的发病率没有显著区别，无论用或者不用分娩镇痛，产后都有40%的比例会产生腰酸痛的症状。产后腰痛的主要原因包括孕期胎儿和自身体重增加，对腰肌和椎体的压力过大，生产时肌肉和韧带的牵拉引起的腰肌劳损，以及照顾婴儿和家

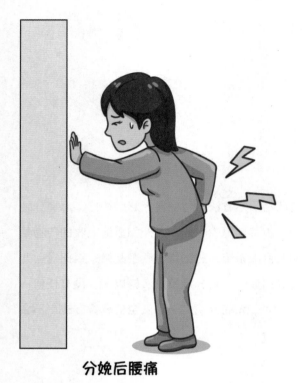

分娩后腰痛

务劳动带来的负担。综上所述，分娩镇痛不会对产妇身体造成任何影响，腰痛也不是分娩镇痛的后遗症。注射无痛分娩针者可能会在分娩后1～2天内感到轻微疼痛，但这与后期的腰痛无关。

许多人担心麻醉药物的安全性以及对记忆力的影响。实际上，目前临床所使用的大多数药物麻醉作用持续时间较短。手术结束后，麻醉药物会在人体内快速代谢，并不会对记忆力产生长期影响。

其次，无痛分娩可能会对部分孕妇的排尿造成一些影响。使用局麻药和阿片类药物，可能会导致膀胱充盈感和排尿能力下降，从而引起尿潴留。这种尿潴留在分娩后通常会自行缓解，不必过于担心。

最后，仅有极少数人在无痛分娩后可能会经历一些不良反应，其中皮肤瘙痒是比较普遍的，但是低血压、头晕、恶心、呕吐、头痛、感染等情况很少出现。且这些不良反应通常症状较轻，在短时间内能够自我恢复。

无痛分娩的禁忌证

由于要在整个产程当中减轻疼痛，所以禁忌证应该由产科医生和麻醉医生共同掌握指征，例如不适合顺产的那些产妇，就属于第一类禁忌人群。第二类就是麻醉的一些禁忌证，包括穿刺部位感染、凝血功能异常，分娩镇痛之前会做详细的评估。第三类为其他因素，包括脐带脱垂、持续性宫缩乏力、前置胎盘、头盆不称及骨盆异常等产科因素及存在颅内高压、败血症、休克、精神病患者不能配合等。

无痛分娩的注意事项

（1）在进行无痛分娩之前，必须进行全面的身体检查。如果产妇存在凝血功能障碍、全身感染等禁忌证，就不能进行无痛分娩。

（2）产妇在进行无痛分娩后，如果出现头晕、下肢麻木等不适症状，必须及时告知医生。

（3）接受分娩镇痛后，产妇要观察自己的症状、宫缩情况、本人的感受和宝宝胎动等情况。

小 贴 士

▶ 现有研究表明，分娩镇痛对于宝宝没有影响，对于产妇仅有与普通麻醉一样可预期的并发症。

▶ 无痛分娩的禁忌人群：不适合顺产、凝血功能存在异常或麻醉部位存在异常的产妇。

▶ 无痛分娩的注意事项：麻醉前需全面检查、产妇分娩镇痛后需积极关注自身情况。

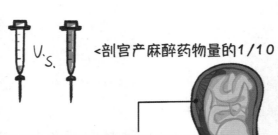

<剖宫产麻醉药物量的1/10

通过胎盘屏障的药物微乎其微

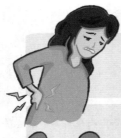

镇痛针后遗症？

腰痛？

记忆力？

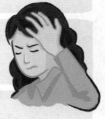

尿潴留？

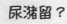

宝宝喂养难题攻略

宝宝吐奶知多少，有效预防是关键

小安是位新手妈妈，抱着 3 个月大的宝宝喂奶后，因为着急去洗衣服，直接把宝宝放到了婴儿床上，回来一看宝宝居然吐奶了。外婆从客厅急忙赶过来，这时孩子已经恢复正常。外婆作为过来人，给妈妈讲了宝宝吐奶的来龙去脉……

宝宝吐奶，大多是正常的

宝宝吐奶其实是常见现象，尤其是刚刚出生的宝宝，胃的生理结构本身就是比较特殊的。首先，宝宝的胃是平的，行走时位置变为垂直，所以一翻倒就容易吐出来。另外，如果把胃比作一个"口袋"的话，上端的入口称为贲门，与食管连接，下端的出口称为幽门，与肠道相接。成年人的贲门和幽门发育成熟，能够控制。但宝宝的贲门是松弛的，不能很好地进行收缩，所以尤其是平躺时，奶水等胃里的东西容易反流进入食管，从嘴里吐出来。这是常见的生理情况，又称"溢奶"，并不是真正的"吐出奶水"。

有时，喂养方法不当也容易导致溢奶。首先，在宝宝哭得很厉害的时候去喂奶，或者喂得太多，生怕吃不饱，于是超出了胃容量，宝宝可能就会吐出来，这也是一种保护自己的反射。其次，喂奶时奶嘴过大容易导致吞入气体过多，可能也会占据了很多的胃容量，宝宝会想要通过打嗝、活动等方式排出气体，这就同时导致部分奶水溢出。除此以外，在更换奶粉、冲泡的奶粉过烫或过凉时，也会对宝宝的胃产生刺激，导致溢奶的现象。总之，宝宝溢奶是正常现象，不必过分担心。

学会分辨，宝宝"溢奶"还是"吐奶"

如果说仅仅是溢奶的话，其实可以说是无害的。但是我们要注意分辨溢奶和吐奶的区别：溢奶或多或少，有的时候就吐一点，有的时候可能会吐得比较多，但是甚至宝宝自己都没有什么感觉，只是很自然地、毫无征兆地会吐出一口来，这个时候其实宝宝是不痛苦的，吐了再吃就可以了。但是，如果宝宝是呕吐奶的话，不像溢奶那么轻松。呕吐奶是指奶水强而有力地喷出，距离嘴边较远，有时可见黄绿色胆汁，甚至吐出咖啡色液。呕吐奶时宝宝多会伴有痛苦的表情或伸脖子的现象，奶水常会强有力地喷出，这才是"吐奶"。

当家长遇到宝宝吐奶时，不必慌乱，但要注意仔细观察。对较小的婴儿来说，他们的反射动作不太灵

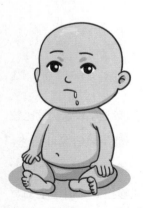

无痛苦，拍嗝缓解

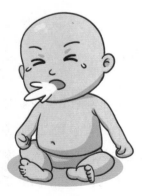

痛苦，需要就医

敏，容易在呕吐时吸入异物，导致气管堵塞甚至发生窒息。如果宝宝长期吐奶伴有体型消瘦的症状，或有痛苦、发热、呼吸困难等情况时，则必须重视起来。呕吐可能是由其他消化系统或是神经系统疾病导致的，需要前往医院做进一步的诊治。

杜绝危险，从正确喂养开始

那么该如何正确喂养呢？这里有几点要提醒妈妈或者爸爸们注意。第一，不要等宝宝特别饿的时候再去喂，因为这样会吃得很急。第二，如果妈妈乳汁量很多或者流速很快，就尽量不要坐着喂奶，因为重力会使乳汁流得很快，宝宝容易呛到或吞咽很多后吐出来。

另外，宝宝的胃容量相较于成年人来说是很小的，连一半都不到。所以喂奶要少量、多次供给，喂奶时也要让宝宝缓慢进食。很多家长在抱宝宝时会走动摇晃，此时奶水、食物对孩子的胃肠容易造成冲撞，建议在喂奶前后减少宝宝的活动量。

如果是因为喂食方式有问题导致的溢奶，要选择大小合适的奶嘴，奶粉也不要过于频繁更换，冲泡时要注意适温。

如何处理？教你三招拍嗝方法

因吸入空气较多导致的溢奶，只要喂奶后及时帮宝宝拍打、按摩背部，排出气体，就可以减少溢奶现象。拍嗝有很多种方法，第一个就是很多人熟知的姿势，不要让宝宝平躺，尽量竖着抱宝宝，一只手托住臀，另一只手托住背和头，宝宝的头要侧过来，保持直立位趴在家长肩部，轻轻拍打背部即可，这样有助于减少奶水反流。拍的时候要注意观察宝宝的反应，因为宝宝的脸背对着家长，如果有溢奶甚至是呛奶的情况，可能看不到宝宝的表情。

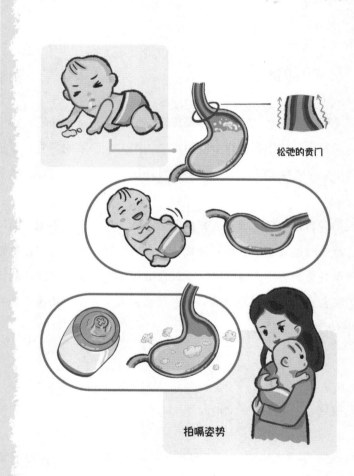

松弛的贲门

拍嗝姿势

第二种方法，可以坐得比较低一点，让宝宝躺在腿上，头稍微抬高一些，比屁股要高。因为宝宝的脖子比较软，可以用一只手托住下巴，另一只手空心掌拍，或者按摩背部、画画圈，这样也会舒服一点。

第三种方法，可以让宝宝坐在身上，和家长脸对脸，用手托住后背和后脑勺，另一只手来拍。这样可以及时地看到宝宝的面色，以及有没有吐。拍的过程宝宝也是很享受的，跟家长会有目光的交流，其实这也是一个亲子互动的过程，而且比较安全。

小 贴 士

▶ 吐奶（"溢奶"）：生理性正常现象，可以通过拍嗝缓解。

▶ 呕吐（"吐奶"）：病理因素引起，宝宝长期吐奶，伴有体型消瘦的症状，或有痛苦、发热、呼吸困难，情况严重时需及时就医。

▶ 预防方法：注意喂奶的时间、姿势，少量多次，减少活动量，注意使用合适的奶嘴。

婴儿辅食应如何正确添加？
辅食与母乳如何平衡

何时添加？4～6个月是窗口期

在宝宝生长发育的过程中，辅食叫作过渡食物。刚出生的婴儿只能吃液态的食物，但是成人都是以进食固体食物为主。在这个过程中，辅食就很好地起到了过渡的桥梁作用，因为咀嚼吞咽的动作、消化道的吸收消化能力，都要同步练习发展。如果不能及时添加辅食，宝宝没有锻炼的机会，就不能很好地适应，会延缓孩子在这方面的发展。

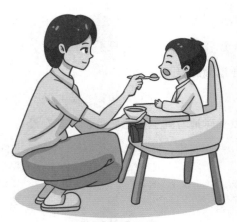

练习咀嚼吞咽

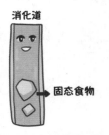

消化道

固态食物

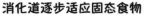

消化道逐步适应固态食物

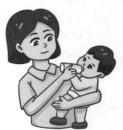

逐步减少喂奶

在我国，一般以4～6个月作为添加辅食的窗口期。因为从这个时候开始，宝宝对别人吃东西开始产生兴趣，并且能够自己拿取食物。此外，宝宝能更好地控制舌头及口腔，进行咀嚼动作，也更喜欢将一些东西放到嘴里。

循序渐进，增加风味和营养

开始添加辅食时，要每种逐一地添加，当宝宝适应了一种食物后再开始添加另一种新食物。这样有助于观察宝宝对新食物的接受程度及其反应，特别是对食物的消化情况和过敏反应。一般要适应5～7天后再考虑添加另一种新的食物。

宝宝辅食应单独制作，可挑选优质食材在家庭中单独烹制。注意制作过程的卫生，现做现吃，不喂存留的食物。一般来说，在一周岁以内，尽量不添加盐，也尽量不要添加糖，但如果食物本身含糖的话是没问题的，另外，在烹饪过程当中，可根据需要添加少许油脂，最好是植物油，数量应在10 g以内，以比较清淡的菜色口味为主。一周岁到两周岁的过程当中，除了植物油，后面也可以添加一些盐、酱油等调料。

两者平衡，辅食母乳均要摄入

在添加辅食期间，母乳喂养仍然是营养素和某些保护因子的重要来源，不能完全断掉母乳。每天应母乳喂养至少3次，为婴儿提供700 ~ 1 000 mL的奶量。

一般6个月以前孩子只喝奶，到6个月以后开始添加辅食，宝宝一天中从辅食中摄入的能量提高了，奶量一般也会相应下降。但是同样要注意，辅食和母乳一起提供的总的营养物质是在增加的，是能够满足营养需求的。从孩子身高体重的增长，也可以看到提供能量的结果，所以不需要担心奶量的下降。总之，我们追求的目标是，宝宝2岁时能够和成人一样，三餐以固体食物为主。

按需喂养，强迫宝宝不可行

对于家长来说，不鼓励强迫喂养，不能以家长的意志作为准则，要求宝宝一定要吃什么品种，一定要吃到多少量。婴幼儿的饭量、进食节奏均存在个体差异，一些宝宝很容易习惯新食物，而另一些宝宝对于接受一种新食物需要更长时间，甚至要尝试10多次才能接受。父母应多多观察了解孩子的进食状态，适时调整节奏，满足其膳食需求。同时，定期检测身长、体重等体格指标，以判断宝宝是否摄入了充足的膳食营养。

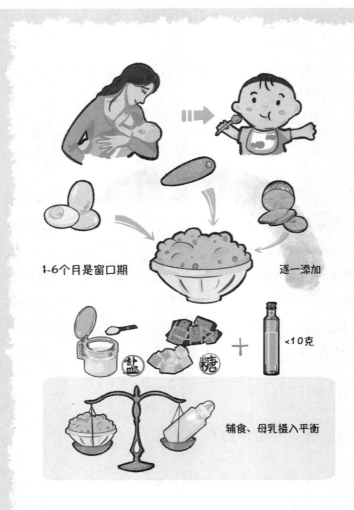

4-6个月是窗口期

逐一添加

盐 糖 + <10克

辅食、母乳摄入平衡

当孩子对食物不太接受的时候，要寻找好的机会，父母以积极、主动的态度及时回应，包括微笑、眼神交流和鼓励的话语等。也可以注意尝试不同的食物组合、口味和质地，缓慢且耐心地喂养。如果宝宝停止进食，应先等待，然后再次尝试喂食。同时注意避免用食物作为安慰和行为奖励。

小 贴 士

给宝宝添加辅食，要掌握正确时间点，从4～6个月开始。在1周岁左右，可以适当添加食盐、食用油、水果泥甚至是肉汤，增加辅食风味以及营养。

宝宝辅食应和母乳喂养找到平衡点。如果宝宝不愿意吃辅食，应该耐心诱导尝试，才能帮助宝宝健康成长。

穿戴手套和袜子，是保护还是禁锢

包裹手脚影响感知觉发育

感知觉是什么呢？比如一张桌子，通过感觉器官（眼、耳、鼻、舌、身）对桌子的相应个别属性的反映就是感觉，我们知道了它的外形、触感、温度等特性；在此基础上，我们判断它是桌子而不是椅子或者其他，这种对事物整体的反映就是知觉。

感知觉的形成包括3个部分：外周感受器、传入神经通道和大脑皮质的感觉中枢。举个例子，手作为人体重要的感觉和运动器官，通过触摸等行为，将感受到的冷、热、软、硬、痛等信息传递到大脑；大脑经过分析，作出反应。宝宝的触觉、温度感觉和痛觉等都是如此通过皮肤来完成的。零到六个月是感知觉发育的关键时期，如果这个时候戴上手套，就直接束缚了孩子的双手，使手指活动受到限制，影响了宝宝去触摸、感受妈妈的皮肤，不利于触觉发育。

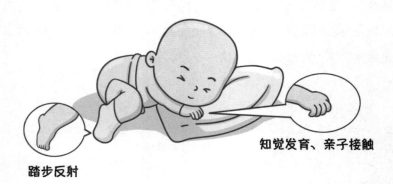

修剪指甲，毛毯保暖

踏步反射

知觉发育、亲子接触

为了尽快适应外界环境，建立安全感，也需要通过感受妈妈的怀抱，激活孩子的原始本能，感知觉就发挥了很重要的作用。手指皮肤的乳头层内，分布着十分丰富的感觉神经末梢和特殊的感受器，触觉十分灵敏。戴手套会阻碍宝宝和妈妈之间的亲密接触。

宝宝的小脚也是一样。原始反射里面的踏步反射，是新生儿刚出生后不久就出现的一种反射，表现为竖着抱孩子的时候把他的脚放在平面上，会出现迈开步的姿势。如果把袜子穿上，就很难再去感受到这些，影响感知觉发育。总之，从新生儿手脚和神经发育的角度考虑，家长不宜给新生儿穿戴手套和袜子。

线头竟成潜在凶手

除了影响发育之外，毛巾手套或其他棉织品做的手套，如果里面的线头脱落，很容易缠住宝宝的手指，影响手指局部血液循环。如果发现不及时，甚至有可能引起新生儿手指坏死等严重后果。

袜子也是同样，婴儿的两条腿总是不停乱蹬，很可能将袜子上的线头蹬脱下来。脱落的线头如果缠绕到脚趾上，会越缠越紧，进而压迫血管，引起远端血液流动不畅，导致脚趾渐渐肿胀，时间一长，脚趾末端会缺血坏死。

修剪指甲是更好的保护方式

如果家长担心宝宝抓伤小脸，可以为宝宝修剪指甲，选在较安静的熟睡时，另外，宝宝洗澡以后指甲很软，这时修剪指甲也比较轻松。

宝宝的指甲比较小，也很嫩，所以最好不要图省事而使用成人的指甲剪。可以选择专门为宝宝设计的指甲钳，也要注意用完后需要用乙醇（酒精）擦拭。修剪时家长可以握住宝宝的小手，尽量分开五指，用一手的拇指和示指（食指）牢固地握住婴儿的手指，剪好一个换一个。最好不要同时抓住一排指甲剪，以免宝宝突然一排手指一起动起来，力大不易控制，而且也容易让剪刀误伤其他指甲。

由于宝宝的指甲很小，比较难剪，家长在剪的时候要注意力度。不要剪得太深或太多，以免剪到指甲下的嫩肉；也不要剪得过短，以免损伤甲床，宝宝也会有疼痛感，活动时也容易磨到指尖皮肤。剪好后一定要仔细检查一下指甲的边缘处有无方角或者是尖刺，若有，一定要修剪成光滑的圆弧形，避免宝宝抓伤。

毛毯是宝宝保暖好帮手

对于宝宝来说，保暖也是需要注意的重要问题。因为不同于成年人，新生儿皮下脂肪少，且散热功能差，体温易受环境的影响。在给宝宝保暖的时候，既不能过分保暖，又不能保暖不够。如果一不小心过分保暖，使得小孩的体温超过正常，会让宝宝感到不舒适。如果是保暖不够，会使得孩子全身冰凉，引发感冒等疾病。建议除了手和脚裸露在外面以外，家长可以给宝宝身体盖上毯子，让周围环境的温度比较舒适，这样宝宝既不会着凉，又不会影响对外界的感知。

小 贴 士

▶ 不建议给0～6个月的宝宝佩戴手套和袜子，容易影响宝宝感知系统发育，甚至可能引发安全问题。

▶ 给宝宝勤剪指甲，盖上毛毯是更好的保暖防抓方式。

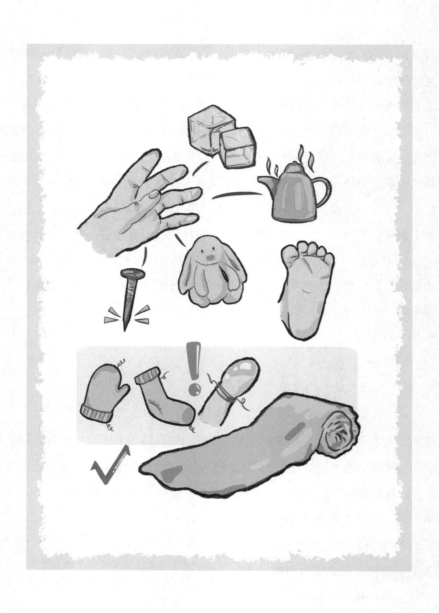

儿童反复呼吸道感染非小事

为什么我的孩子总感冒

小明是一个活泼好动的小男孩，他非常喜欢户外运动，每天都要和小伙伴们一起打球、跑步、玩耍。然而，最近小明总是感觉不舒服，经常打喷嚏、咳嗽，甚至发热。他的妈妈非常担心，带他去看医生，才知道小明得了感冒。经过了几天的休息，小明刚刚好转，又着急地跑出去玩耍打球，不小心淋了雨，结果回来又发高热，刚好转的症状又来了，比上一次还严重，经过在医院几天的治疗与休息，小明才一点点恢复了往日的活力。那么，为什么小明会感冒呢？又为什么会反复感冒呢？

人体外界的"入侵军队"——从环境解释感冒经常发生的原因

感冒多由呼吸道病毒感染引起，这些病毒就是人体外界的"入侵军队"。首先，感冒的发生与气温有关。在寒冷的季节，人们往往会聚集在室内，而密闭的空间更容易传播病毒。其次,当气温变化较大时,人们的身体往往难以适应,免疫力下降,从而容易感染病毒。第三,干燥的空气也会使得人体的呼吸道干燥,使人容易受到感冒病毒的侵袭。此外,空气质量也会影响感冒的传播。引发感冒的细菌和病毒可以通过空气传播,尤其是在人口密集的城市中,空气中的污染物和灰尘也会对人体的免疫系统造成影响,使人更容易感染病毒。

公共场所人员众多,容易交叉感染病毒,尤其是呼吸道病毒。常见的传播感冒的途径有2种:第一种是吸入被感染的飞沫;第二种是接触含病毒的分泌物后被感染。所以,对于孩子来说,我们需要尽可能避免他们游走在人多密集的地方。如果一定要去,也应该戴好口罩。但是我们也能发现,并不是一去到公共场所或者接触到病毒就会得病,这又是为什么呢?

守护人体的"保卫军队"——从自身免疫力解释感冒经常发生的原因

这是由于免疫力的不同。自身的免疫力是保护我们身体免受病毒感染的"保卫军队",是我们的免疫系统守护着身体的健康。对于孩子来说,他们的身体和免疫系统还未发育成熟,免疫力相对低下,更容易被病毒感染,对外在病原体防御的能力减弱,所以一有病毒就容易生病,孩子反复发热感冒咳嗽,甚至是肺炎。

一些因素可以影响我们的免疫力,包括年龄、饮食、睡眠、情绪和环境等。年龄是影响免疫力的重要因素之一,老年人和婴儿免疫力较弱,容易感染病毒和细菌。饮食也是影响免疫力的重要因素之一,食物中的营养成分可以增强身体免疫力,特别是富含维生素C和锌的食物。睡眠和情绪也会影响免疫力,长期缺乏睡眠和精神紧张会降低人体免疫功能。环境因素也是影响免疫力的因素之一,例如空气污染和气候变化都可能影响我们的免疫力。

此外,有些人天生免疫力较弱,容易感染病毒和细菌。如果免疫系统长期处于

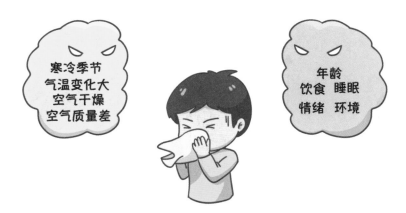

失调状态，容易导致反复感冒和其他疾病的发生。保持健康的生活方式，包括均衡饮食、充足睡眠、适量运动，保持良好的心态和避免环境污染等，都可以增强我们的免疫力，避免感冒的发生。

趁黑偷袭，卷土重来——儿童感冒的两个分期

儿童的感冒其实是分为两个时期的，分别为急性发作期和恢复期。在急性发作期中，病毒"趁黑偷袭"，守护我们身体的"保卫军队"还没来得及反应。这个阶段通常持续3～7天，症状也比较明显，包括流鼻涕、打喷嚏、喉咙痛、头痛、咳嗽、乏力、发热等。这些症状是由病毒感染引起的，"保卫军队"与"入侵军队"激烈斗争，从而导致这些症状发生。

另一个时期是恢复期，通常持续1～2周。在这个阶段，患者的症状逐渐缓解，咳嗽变得轻微，打喷嚏变得少了，体温逐渐恢复正常。然而，患者的身体仍然需要一段时间来逐渐清除病毒，如果这个时期不注意休息，加上免疫力低下，这些病毒就有可能"卷土重来"，导致许多儿童三番五次发热、感冒、咳嗽，甚至发展到肺炎住院，出院没几天可能又病了。

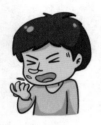

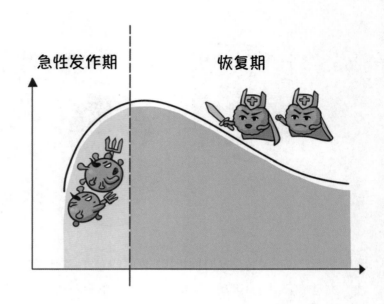

急性发作期　　　　恢复期

另一种"入侵军队"——如何区分病毒性与细菌性感冒

顾名思义，病毒性感冒是由病毒感染引起的，细菌性感冒是由细菌引起的。这两种感冒在临床表现和治疗上有所差异，在早期区分感冒类型非常重要。细菌性感冒一般发热较严重，常在38℃以上，症状以扁桃体发炎、鼻涕发黄黏稠、咽部疼痛、脓痰为主，体温忽高忽低；病毒性感冒一般发热在38℃以下，常打喷嚏、流清鼻涕。但是，这些症状的判断相对主观，无法精确量化。因此，我们往往需要借助血常规检查来进行区分。拿到报告时，可以重点关注白细胞、淋巴细胞、中性粒细胞、C反应蛋白这几个指标。病毒性感冒通常表现为淋巴细胞升高，而细菌性感冒通常表现为白细胞、中性粒细胞、C反应蛋白升高。

区分这两种感冒有什么用处，又该如何预防感冒，提高免疫力？请翻开下一篇"对付儿童呼吸道感染我们该怎么办，中西医结合有秘方"。

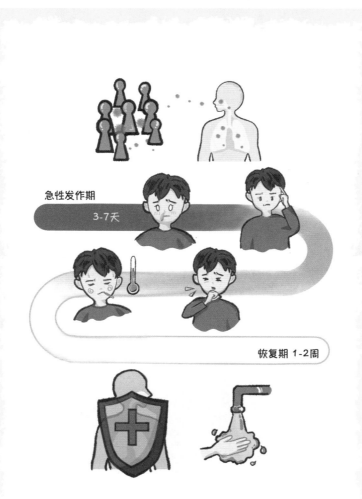

急性发作期

3-7天

恢复期 1-2周

病毒性感冒和细菌性感冒的鉴别要点

	病毒性感冒	细菌性感冒
感染原	病毒	细菌
发热	$< 38℃$	$> 38℃$
是否有脓液	通常无	通常有
血常规	淋巴细胞升高	中性粒细胞升高
治疗	对症治疗或抗病毒治疗	抗生素类治疗

小 贴 士

如果出现以下症状应及时就医：

（1）连续多日发热，且服用退烧药温度降不下来；

（2）出现严重的腹泻或呕吐，可能会导致脱水；

（3）胸闷气短或者头痛，精神状态不好（可能是合并心肌炎或脑炎）；

（4）发热时或发热后出现下肢疼痛（可能是合并肌炎）。

需要做什么检查：

一般会进行血常规、生化检查，也可能会进行病原学检查，其他检查可以根据医生的建议进行。

对付儿童呼吸道感染我们该怎么办，中西医结合有秘方

上一篇我们提到了感冒主要分为两种类型，即病毒性感冒和细菌性感冒。在认识这两种类型的感冒的基础上，我们也应该了解如何更好地区分这两种感冒，并以此制订更好的治疗方案，通过对症对因的治疗来控制疾病进展，同时养成良好生活习惯，

积极预防，可以避免感冒反复。

　　如今我们熟悉的医学思想主要来自中医和西医体系，中西医结合在感冒预防和治疗方面蕴含着独特的优势。当感冒的寒风袭来时，中医博大精深的理论体系展现出其深远的意义。中医强调整体观察和个体化治疗，不仅仅关注症状的表象，更注重寻找疾病背后的根源。通过辨证施治，中医医生能够精准地调整人体的阴阳平衡，激发自愈能力。中草药、针灸、推拿等疗法则如温暖的阳光，缓和身体的不适，促进血液循环和气血运行，以加速康复的步伐。而西医则以其研究和证据为支撑，为中西医结合提供坚实的基础。西医在感冒治疗和预防方面有着丰富的经验和先进的技术。药物治疗、疫苗接种和现代化的诊断手段，为控制病情、杜绝病毒扩散提供了有效的方法。西医的方法可以直接针对病毒进行干预，迅速缓解症状，减轻患者的痛苦。

中医如何看待感冒

　　中医重视辨证论治，即根据患者本身的情况制订出不同的、契合患者病情的个体化治疗方案。从中医的角度来看，感冒是在人体正气（即肌体防御疾病的能力）不足的条件下，复感风、寒、暑、湿、燥、火（温、热）或者疫毒之邪等而致的一种外感病。感冒一年四季皆可发生，但以冬春两季为多。

　　感冒可分为很多证型，但主要为风寒感冒和风热感冒。大多数人在感冒后常常会出现打喷嚏、鼻塞、流鼻涕、发热、嗓子疼、头痛、咳嗽等症状，此时往往就不容易辨别自己属于风寒感冒还是风热感冒，那么临床上有什么好的办法来快速识别吗？

　　其实我们可以从几个方面进行快速的鉴别，一是鼻涕的性状，如果流清鼻涕，像清水一样，就属于风寒，如果是黏稠的黄鼻涕，则属于风热；二是咳痰的颜色，如果咳白痰或者泡沫样稀痰，偏于风寒，如果是黄黏痰，则偏于风热；三是风寒感冒通常发热轻，恶寒重，所谓的恶寒，就是怕冷，而且这种怕冷是增加穿的衣服或者加盖被子也不容易缓解的，而风热感冒则表现为发热重，恶寒轻；四是风寒感冒常见薄白苔，风热感冒大

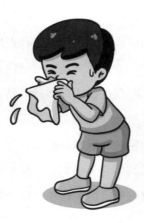

风寒感冒
清水鼻涕
白痰
恈冷
舌苔薄白

风热感冒
黏稠黄涕
脓痰
发热
舌苔薄黄

多数表现为薄黄苔。如果感冒的临床表现很典型，从这几个方面大多数人都可以分辨自己属于风寒或者风热感冒。但是，在临床上也有很多病例症状不典型，存在较为复杂的情况，这个时候最好去求助中医临床医生来进行辨证治疗。

如果辨证为风寒感冒，治疗原则就是辛温解表、宣肺散寒，临床可以选择感冒清热颗粒或者通宣理肺丸，汤药可以选择荆防败毒散、麻黄汤、桂枝汤等；如果辨证为风热感冒，治疗原则就是辛凉解表、宣肺清热，可以选用桑菊感冒冲剂、连花清瘟胶囊、金花清感颗粒，汤药治疗可以选择桑菊饮、银翘散等。

除了前面说的风寒和风热感冒，临床还常见暑湿感冒，它好发于夏季，除了感冒常见表现外，常常伴有身热不扬（感觉有低热），汗出不畅（觉得身上发黏），头身困重（头沉、头蒙、身体活动不利索），这些都属于暑湿的致病特点，治疗原则为清暑、祛湿、解表，可以选择藿香正气水（或其他剂型，如软胶囊或滴丸）。还有一种情况是体虚感冒，就是平时体质比较虚弱或者是得了重病在恢复期，或者是刚生完孩子身体比较虚弱，在这种情况下感冒反反复复，总是好不彻底，而且容易感到疲劳，一活动就出汗。这时就需要扶助正气、益气固表，可以选择玉屏风散来进行治疗。

从西医的角度，感冒如何治

根据感冒的类型不同，我们往往也采用不同的治疗方法。首先对于细菌性感冒来说，症状较轻的情况下可以无须干预，在未经明确诊断的情况下，不宜直接使用抗生素，要避免抗生素的滥用。对于症状较重的情况，往往建议到医院就诊，并在医生的指导下，规律使用抗生素进行治疗。

普通病毒性感冒通常是自限性的，一般1周左右即可恢复。如果症状较轻的话，无须服用任何药物，或者可以使用一些中成药，帮助身体恢复。如果症状略重，可以根据症状的情况，采取对应的支持性治疗。如果出现发热，可以进行物理降温，超过38.5℃时可以服用退烧药，如布洛芬类或对乙酰氨基酚类药物。如果出现咳嗽痰多，可以服用右美沙芬或复方福尔可定。如果出现气喘或鼻塞的情况，可以服用抗过敏的药物。但是务必注意，儿童用药需谨慎，成人用药的剂量和儿童的剂量大不相同，服用多种药物需注意是否冲突，都需要咨询专业的药师或医生。如症状在用药后进一步加重，应及时到医院就诊。

流行性病毒性感冒相对发病快、症状重，需要及时治疗干预，同时避免孩子到公共场所，进一步传染周边的人。往往需要对症治疗加上抗病毒治疗，常见的抗病毒药物有：奥司他韦、利巴韦林、阿昔洛韦、更昔洛韦。但通常需要先通过化验，明确病毒类型，才能进行针对性治疗。在症状刚出现24小时内，也可以服用醋酸锌和葡萄糖酸锌口含片辅助治疗。

精兵强将，防御外敌

中医的细腻与西医的精准相得益彰，可共同为患者带来更全面、更有效的治疗。中西医结合的优势在于综合利用双方的特长，充分考虑个体差异，为患者量身定制最佳的治疗方案。这样的综合治疗不仅能缓解症状、加速康复，更能提高免疫力，预防疾病的再次侵袭。

中西医结合治疗感冒可以综合运用中药治疗和西医药物治疗的方法，并辅以其他疗法，如中医针灸、推拿等。以下是一个实际的中西医结合治疗感冒的方案：

（1）中药治疗：根据患者的辨证情况，中医医生可以选择适当的中药方剂进行治疗。例如，可以使用前面提到的麻黄汤、柴胡桂枝汤或银翘散等方剂，根据患者的具体症状和体质进行个体化调配。

（2）西医药物治疗：西医药物可以用于控制症状和缓解不适感。例如，非处方药物中退热药（如对乙酰氨基酚）可用于降低发热，镇咳药（如盐酸右美沙芬）可用于缓解咳嗽，抗组胺药（如氯雷他定）可用于减轻鼻塞和打喷嚏等。

（3）辅助疗法：针灸和推拿是中医的独特疗法，可通过刺激特定穴位或使用按摩手法来调整身体的气血运行，增强免疫力。针灸可以用于缓解头痛、鼻塞等症状，推拿可以帮助舒缓肌肉酸痛等不适感。

在中西医结合治疗感冒过程中，中医医生和西医医生可以进行合作，共同制订治疗方案，并定期进行病情评估和调整。这样的综合治疗不仅可以缓解症状，还能加速康复，提高免疫力，预防疾病的再次发作。需要强调的是，中西医结合治疗感冒的具体方案应根据患者的病情、体质和医生的判断而定。因此，就医前最好咨询中医医生和西医医生，以确保治疗方案的科学性和安全性。

中西医结合除了体现于治疗，更在预防疾病当中扮演重要角色。其中，西医强调免疫预防，如接种流感疫苗是预防流感病毒感染及其严重并发症的最有效手段。目前，我国国内批准上市的流感疫苗为三价灭活流感疫苗（IIV3）和四价灭活流感疫苗（IIV4），流感疫苗在我国大多省份实行自愿、自费接种。但对于儿童来说，接种疫苗是预防流行性感冒非常重要而有效的措施。

中医则更为强调生活饮食上的调理，强调人们需要坚持并养成良好的生活习惯。其中的措施如下。① 健康饮食：食物中的营养成分可以为免疫系统提供能量和营养，促进身体抵御疾病。建议饮食多样化，摄入丰富的蛋白质、维生素和矿物质等营养素。② 充足睡眠：睡眠不足会引起免疫力降低。2岁儿童，睡眠时间每天11 ~ 14 h。3 ~ 5岁儿童为10 ~ 13 h，6 ~ 13岁儿童为9 ~ 11 h。③ 锻炼身体：适当的体育锻炼可以提高身体的免疫力。④ 减少压力：长期的心理压力会降低身体的免疫力。家长应该避免向孩子施加过大压力，并积极与孩子沟通，关注其心理健康。⑤ 预防感染：避免接触病原体，保持卫生，如勤洗手、正确戴口罩等。⑥ 中药调养：中医强

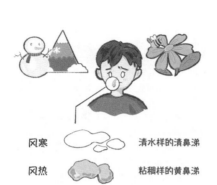

风寒 清水样的清鼻涕

风热 粘稠样的黄鼻涕

细菌型 病毒型

三种类型

支原体型

 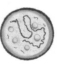

健康生活，预防为先

调 "药食同源"，如长山药是一种具有健脾补气功效的中草药，可以加入白扁豆和大米一起煮粥，给孩子食用，有助于增强孩子的脾胃与免疫力，也可以定制个性化的中药方剂，进行药物调养。

小 贴 士

诊断	普通感冒	流行性感冒	新冠病毒感染
症状起始	骤起	骤起，冬季多发	渐起或骤起
咳嗽	常见，干咳	常见，剧烈干咳	常见
咽痛	常见	常见	常见
流涕	常见	常见	较常见
鼻塞	常见	可能	较常见
打喷嚏	常见	少见	少见
头痛	常见，轻	明显	可有
发热	无或低热	骤起，高热	低热或高热

儿童哮喘——生命不可承受之重

是错觉吗，哮喘宝宝越来越多了

"在上海每7个孩子中就有1个患哮喘""可诱发猝死""咳咳咳，一到春天就咳嗽"，以上种种都是哮喘的不同标签，很多人也感觉，身边哮喘的孩子越来越多。2023年5月2日是第25个"世界哮喘日"，今年的主题是"全面关爱每一位哮喘患者"。那么究竟什么是哮喘，什么会引起哮喘，得了哮喘又该怎么办？让我们一同揭秘哮喘。

呼吸不畅？可能是哮喘来袭

哮喘，是一种常见的呼吸系统疾病，表现为慢性的气道炎症和气道高反应性，这种疾病会导致气道变得狭窄，让人感觉呼吸困难、喘不过气。哮喘的症状表现为反复发作的喘息、咳嗽、气促和胸闷等，这些症状通常在夜间和凌晨时分加剧。哮喘的症状严重程度和表现形式可以因人而异，有些人会表现为持续的呼吸急促和气喘，而另一些人则会表现为周期性的咳嗽和胸闷。

哮喘可以分为不同的类型，最常见的是过敏性哮喘和非过敏性哮喘。过敏性哮喘是由过敏原引起的气道炎症与反应，如花粉、宠物皮屑、尘螨等，而非过敏性哮喘则与感染、烟雾、气味和天气等外界刺激有关。此外，儿童哮喘与成人哮喘也有不同的特点和表现形式，需要进行不同的治疗和管理。哮喘会对患者的日常生活和身体健康产生影响，如果不及时诊断和治疗，可能会导致严重的并发症和健康问题。

因此，如果儿童出现持续性的咳嗽、喘息或呼吸困难等症状，且与季节相关，或多发生于夜间和凌晨，这种情况下应该尽快到医院就诊，在医生的指导下，完善肺功能检查、支气管舒张试验或最大呼气流速变异性等试验，尽快明确哮喘的诊断并进行治疗。

哮喘是怎么来的？看看这些"元凶"就明白了

儿童哮喘的发生跟2个因素关系最大：一个是遗传，另一个是环境。

首先谈谈遗传因素，如果父母一方患有哮喘，孩子患哮喘概率较其他儿童高2～5倍；双方均患哮喘，儿童有50%～60%发病概率；如果家庭成员及其亲属患有过敏性疾病如过敏性鼻炎、过敏性皮炎等，都会增加后代哮喘的发病率。研究发现许多个与哮喘发病相关的基因，由此可以通过筛查哮喘易感基因来进行早期的干预。哮喘虽然有一定的遗传倾向，但一定要明确，哮喘不是一种"先天性"的疾病，我们更需要关注可以改变的后天环境因素。

儿童哮喘发生的两大因素

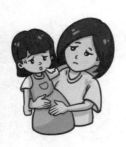

遗传

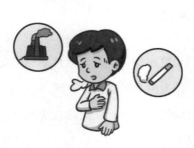

环境

环境在儿童哮喘的发生发展当中，发挥了非常重要的作用。儿童哮喘患者中大于80%的病例属于过敏性哮喘，而正是因为接触到环境中的过敏性因素，才导致了哮喘的发作。尘螨是中国哮喘儿童最主要的相关过敏原之一，除此之外，花粉、纤维、毛绒玩具或病毒、细菌、支原体的感染都有可能诱发儿童哮喘的发作。

哮喘一年四季都会发作，但在不同的季节也会有不同的诱发因素。例如，花粉过敏以春季多见，可以诱发儿童过敏性鼻炎，甚至哮喘急性发作。秋冬时节，昼夜温差较大，儿童体质较弱，难以适应剧烈变化的环境，易发哮喘。夏季时节，常常是真菌过敏的发病高峰期。此外，雾霾天气、空气污染，也是诱发哮喘的原因之一。精神因素和饮食因素也与哮喘的发作有关，例如因食物引发全身的过敏，也会导致过敏性哮喘的发作。

不要等到哮喘发作了再后悔，这些预防措施一定要知道

哮喘虽然难以治愈，但是通过早期干预、规范治疗和持续管理，可以减少患者哮喘的急性发作，达到预防、控制哮喘的目标，改善患儿生活质量。我们可以通过以下几个方面的努力，来积极地预防哮喘。

最重要的事情就是避免接触过敏原，如不清楚过敏原，可以尽早在专业医院进行过敏原的筛查。如未能明确的情况下，可以避免接触常见的过敏原，如少接触花粉，家庭避免吸烟，少用喷雾剂，地毯及床上用品每周清洗，避免饲养宠物。保持室内空气流通，湿度低于50%，雾霾天减少户外活动，避免着凉，冬季出门戴好口罩、围巾。

除此以外，应加强个人卫生和防护，包括勤洗手和避免接触病毒和细菌。其次，可以加强锻炼来增强体质。接着，保持合理的饮食，多摄入维生素C、维生素D、维生素E和蛋白质，饮食尽可能多样化。最后，接种疫苗是预防疾病的重要措施之一，在一定程度上可以避免诱发哮喘。

症状

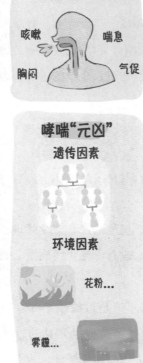

咳嗽　喘息

胸闷　气促

类型

过敏性哮喘
非过敏性哮喘

是错觉吗？
哮喘宝宝
越来越多了！

哮喘"元凶"

遗传因素

环境因素

花粉...

雾霾...

预防哮喘

避免过敏原

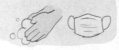

个人卫生与防护

除了积极预防哮喘的发作，我们一定要及时寻求专业的诊疗帮助，在医护人员的指导下，规范用药，长期配合，动态调整治疗计划，最终达到和维持临床良好控制。

小 贴 士

哮喘的患者要注意四点：

（1）哮喘未发作时也需要遵医嘱规律用药，不能掉以轻心。

（2）治疗方案宜使用支气管扩张剂联合吸入性糖皮质激素，不宜长期口服糖皮质激素。

（3）发作时及时使用支气管扩张剂或吸入性糖皮质激素，不宜使用抗生素。

（4）应重视门诊随访，动态调整用药方案。

总结来说，哮喘属气道慢性炎症性疾病，在急性发作期，应接受规范化的缓解性治疗，而在平时应保持规范性治疗，以抗炎为主，不应突然减药或停药，不随意使用抗生素，首选吸入式糖皮质激素而非口服糖皮质激素，定期随访，动态调整治疗方案与剂量。

揭秘儿童哮喘的发病信号

春天到了，街道上、花坛里、草丛中，各式的鲜花洋溢着春天的气息。小红和同学在公园闲逛，刚进公园，小红觉得鼻子有些痒，没放在心上，在美丽的春光里和同学们打闹游戏，过了一会，她感觉有些上不来气，微微能听到一些哮鸣音，她坐在树下缓了一会儿，但难却同学的盛情邀请，又追逐打闹起来。可是，她越来越喘不上气了，坐在一边急促地大口呼吸，哮鸣音也更加明显，她感觉眼前有点发黑，脸上也有些发麻，周围的同学围了过来却又不知所措，路过的大人急忙拨打了 120，立即将小红送到了医院，所幸她没有生命危险。

哮喘的三重考验——儿童哮喘的分期

医学上将哮喘分为三个分期：急性发作期、慢性持续期和临床缓解期。

急性发作是哮喘最严重的病情，通常发生在哮喘患者暴露于过敏原、感染或气候变化等刺激因素后。在急性发作期，患者会感到喘不上来气、呼吸急促、胸闷、咳嗽。症状一般在数分钟或数小时内逐渐加重，严重时会出现口唇发紫、意识模糊等症状。急性发作期需要及时治疗，一旦出现症状应该马上就医，如果不及时干预，哮喘存在致死的可能。

慢性持续期，病情相对稳定，症状相对轻微，但也会出现轻度的呼吸困难、胸闷或者咳嗽，这个时期需要定期吸入药物来控制症状。

临床缓解期，患者的病情已得到控制，症状基本上不再出现。在这个阶段，患者需要继续按照医生的建议继续治疗，同时尽可能避免接触哮喘的诱发因素。

哮喘是一种可以控制但无法根治的疾病。对于儿童来说，如果早期发现、早期诊断，并进行规范持续的治疗，能够很大程度上避免病情继续进展，同时随着身体的进一步发育，也会获得稳定的控制。处于不同阶段的哮喘患者，医生会给出不同的治疗方案，因此建议患者定期就医，遵守医生的治疗方案，积极控制病情。

雷暴前的气压变化——儿童哮喘的识别信号

雷暴袭来前气压一直下降，雷暴临近时气压开始上升，如果能敏锐地捕捉到这些信号，就能够避免雷暴的损害。对于哮喘患者来说也是相似的，哮喘急性期是哮喘患者最容易出现呼吸困难和危险的时期，因此及时识别其发作的信号并采取干预措施至关重要。

对哮喘的患儿来说，可能第一天刚开始会觉得鼻子不舒服、打喷嚏、鼻子塞、鼻子痒，这就是哮喘发作的第一个信号；紧接着第二天就会出现明显的咳嗽，可能接着在晚上或者次日，就出现喘息、呼吸困难、胸闷不舒服等更加严重的症状。所以，要抓住早期的这些信号，比如鼻部症状和严重咳嗽，尽早干预或就诊，避免急性期的发作。当然，这一进展也可能在很短的时间内发生，如果孩子在运动后或接触到

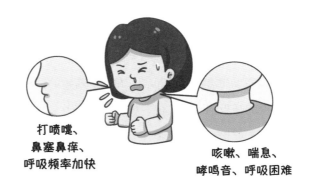

识别哮喘早期症状，尽早干预或就诊

打喷嚏、鼻塞鼻痒、呼吸频率加快

咳嗽、喘息、哮鸣音、呼吸困难

如花粉、尘螨、某些食物之后，呼吸频率加快，精神不佳，喘气时发出哮鸣音，也很有可能是哮喘发作。

那为什么会出现这种症状呢？这是由于哮喘发作时，气道会发生痉挛，呼吸道变窄，黏液分泌增加，导致呼吸不畅，使得患者需要更多的呼吸力量才能将空气吸入肺部，因此会觉得呼吸困难急促；空气穿过因痉挛变窄的细支气管，会发出哮鸣音。

识别慢性持续期或临床缓解期哮喘的信号也非常重要。虽然这种状态暂时不会影响身体健康和正常生活，但如果不进行治疗，也会逐渐影响气道的功能；在特定诱发因素的作用下，可能会进展为哮喘的急性发作。一般来说，这两个时期不会有显著的信号，但如果出现轻度的呼吸困难和胸闷，或在夜间、接触花粉等过敏原、运动后出现哮鸣音，都最好进行进一步的检查，确认是否存在哮喘。

除此以外，还有一种特殊的咳嗽变异性哮喘，患者在受到冷空气、油烟、灰尘等的刺激时，会不断干咳，在夜间或运动后加重。因此，如果一直咳嗽不好，也可能是哮喘惹的祸。想要了解咳嗽变异性哮喘，详情请见下一篇"咳嗽还是哮喘？谨防咳嗽变异性哮喘"。

综上所述，如果出现"喘息、呼吸困难、胸闷不舒服、哮鸣音、咳嗽"等症状，都有可能是哮喘的发作信号，这种情况下，最好及时就医明确哮喘诊断，接受规律的治疗，防止哮喘的急性发作。

应急救护我知道——儿童哮喘急性发作期的应急措施

当身边有人疑似哮喘发作，先要观察患者的症状，并通过沟通了解其是否患有哮喘。

对于明确患有哮喘的患者，在备有药物的情况下，如果相对症状较轻，表现为哮鸣音和轻度的呼吸困难和气促，可以帮助患者寻找或使用药物，在沟通或寻找的同时，告诉患者尽量放松自己，调整呼吸频率。将其移至舒适的位置、空气流通的环境，松开其衣物，使其采取半仰卧位，保持呼吸道的通畅，如有条件可吸入氧气。找到药物（常为沙丁胺醇气雾剂、布地奈德气雾剂）后，如患者本人能够使用，则帮助患者使用。如不能，应遵循瓶身说明使用，对于不同类型哮喘药物，通常遵循以下步骤：① 均匀摇晃瓶身，打开吸嘴盖子；② 患者吐气后，将吸嘴放在两唇之间，双唇包住吸嘴后，转动旋钮或按下按键，释放药物；③ 缓慢而用力地吸气，移开吸嘴后，屏住气持续5～10 s，再缓慢的呼气。注意不可连续使用，使用间隔建议在20 min左右，轻症患者通常可以较快得到缓解。如果症状较重，已经出现较为严重的呼吸困难，这种情况下应该立即拨打急救电话120，接受专业的急救，进行吸氧，甚至气管插管、输液等治疗。

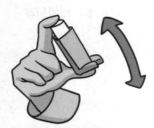

均匀摇晃瓶身

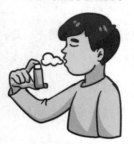

患者吐气

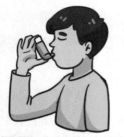

缓慢而用力地吸气

对于未能明确是否患有哮喘的患者，也应该积极提供帮助，移至舒适的环境，保证呼吸道通畅，如症状严重，应尽快拨打急救电话120。对于暂时症状不明显的情况，也不要放松警惕，哮喘急性发作迅速，很可能在短时间内加剧，需要密切观察，如果不明确也可以寻求"120"远程指导与帮助。

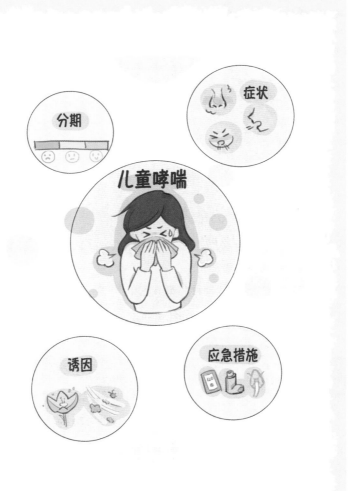

咳嗽还是哮喘? 谨防 "咳嗽变异性哮喘"

一直咳嗽竟然是因为哮喘? ——什么是咳嗽变异性哮喘

咳嗽变异性哮喘（CVA）是一种特殊类型的哮喘，其主要症状是刺激性的干咳。与典型哮喘不同，CVA患者通常没有明显的喘息、气促或哮鸣音等典型哮喘症状。

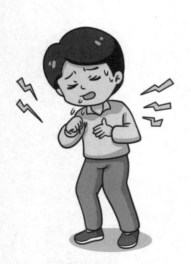

咳嗽变异性哮喘

因此，与一般人对于"急性发作且致命的哮喘"之印象有所不同。

咳嗽变异性哮喘患者的气道通常对刺激物过敏，导致咳嗽发作。这种咳嗽的特点是"干咳"且夜间症状较为明显，并可由感冒、冷空气、灰尘和油烟等刺激因素引发或加重。因此，有时人们可能会将其误解为普通的慢性咳嗽，而未意识到其与哮喘的关联。如果不及时处理咳嗽变异性哮喘，也会对长期的气道功能产生影响，因此建议前往医院明确诊断。例如，对于曾出现过各类过敏性疾病如湿疹、荨麻疹或过敏性鼻炎的患者，如果出现持续数周以上的咳嗽或异常的胸闷和气短，应更加怀疑可能存在"咳嗽变异性哮喘"。对于这类患者，强烈建议到医院进行肺功能检查或进行激发试验，并咨询专业医生以明确诊断。

咳嗽还是哮喘——如何鉴别咳嗽变异性哮喘

在严格鉴别疾病类型时，专科医生结合检查结果进行判断是必要的。不过以下内容可以帮助你更多地了解咳嗽变异性哮喘相对于慢性咳嗽的区别。可用于鉴别咳嗽变异性哮喘的4个主要特征如下：

（1）咳嗽特征：咳嗽变异性哮喘通常表现为刺激性干咳，尤其在深夜或凌晨更加明显。

（2）咳嗽持续时间：咳嗽变异性哮喘的持续时间通常为数周至数月之间。

（3）诱发因素：咳嗽变异性哮喘会因刺激性因素的接触而引发或加重，如冷空气、感冒、灰尘等。在特定刺激下，咳嗽可能会明显加重。

（4）家族史：若有过敏疾病的家族史，通常患咳嗽变异性哮喘的风险较高。

在实际鉴别中，除了通过问诊和体检，通常还需要结合专业的实验室检查。一般情况下，可以进行支气管激发试验，通过吸入刺激性物质刺激气道，观察是否引起气道收缩反应。如果有反应，并且使用支气管舒张剂后症状明显改善，这基本上支持咳嗽变异性哮喘的诊断。另外，诱导痰嗜酸性粒细胞（EOS）和呼出气一氧化氮（FeNO）的检测也可以为临床医生的判断提供更多参考。

咳嗽不止，何去何从——患咳嗽变异性哮喘该怎么办

咳嗽变异性哮喘的治疗与一般哮喘类似。根据之前介绍的知识，哮喘药物可以分为两大类。急性发作时使用的药物属于缓解类药物，其剂量通常较高，作用迅速。然

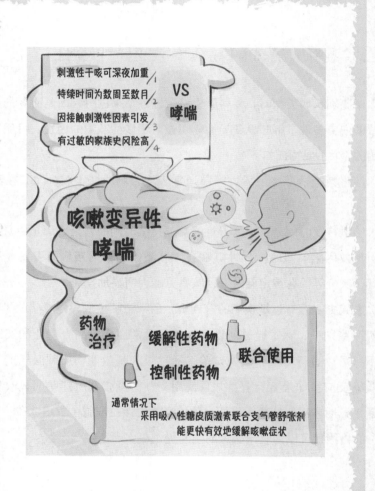

而，我们不能只在发作时使用药物，否则会纵容慢性病进一步发展。因此，需要配合另一类控制类药物，通常通过吸入药物或口服制剂进行日常的疾病控制，以预防急性发作，同时控制潜在的慢性气道疾病进展。我们不能仅仅以"控制症状"为目标，哮喘的治疗需要长期坚持。

通常情况下，采用吸入性糖皮质激素联合支气管舒张剂（如布地奈德或福莫特罗）能更快更有效地缓解咳嗽症状。如果基层医院缺乏相关技术设备，可以转诊到上级医院进行进一步检查、确诊病因，并进行有针对性的治疗。

小 贴 士

▶ 咳嗽变异性哮喘的症状：持续干咳且夜间易加重。

▶ 咳嗽变异性哮喘的治疗：同一般哮喘治疗，常采用吸入性糖皮质激素联合支气管舒张剂或单一吸入性糖皮质激素。

▶ 咳嗽变异性哮喘的管理：尽早接受专业检查，尽早开始稳定治疗。

儿童安全用药百宝箱

小朋友要用对药，这份攻略请拿走

让小安头痛的事情又来了：宝宝因为着凉感冒了，这下可麻烦啦，吃药又成了大问题。发热、咳嗽、流鼻涕，几乎是每个孩子都会遇到的情况，这些时候要不要吃药？吃哪种药才管用？吃多少合适？各种药安不安全？有没有不良反应？让我们一起来看看家庭中应该准备哪些儿童常用药物，了解一下常见疾病的用药知识吧。

这些药物应家中常备

家庭自备药应该以非处方药为主。非处方药是指在保证用药安全的前提下，不需要医生或其他医疗专业人员开写处方即可购买的药品，可以自己治疗感冒、咳嗽、头痛、发热等常见病。

除此之外家中也要常备体温计，尽量使用水银体温计或耳温枪，但要注意安全。为避免宝宝打碎水银温度计，电子温度计是更为安全的选择。

　　家庭用药也要注意严格按说明书使用，每3个月清理一次过期药品，按需准备药物，盲目囤药可能会造成浪费。

宝宝感冒怎么办

　　感冒的症状有很多，需要对症下药。如果感冒后喉咙里有痰、咳嗽厉害，要选择含祛痰成分的感冒药，这类药物成分包括氢溴酸右美沙芬、氯化铵等。可以选用氨酚麻美糖浆镇咳、祛痰。

　　针对鼻塞流鼻涕、打喷嚏的症状，要选择含抗过敏成分的感冒药，比如马来酸氯苯那敏或者氯雷他定等。前者有嗜睡的不良反应，后者则没有。含马来酸氯苯那敏的药物有小儿氨酚黄那敏颗粒、小儿氨酚烷胺颗粒等。

　　如果有发热、头痛等症状，要选择含有解热镇痛药物成分的感冒药，这类药物成分包括对乙酰氨基酚或布洛芬等，可选用对乙酰氨基酚混悬滴剂，也可选用布洛芬混悬滴剂或口服溶液，从而有效地缓解感冒时的发热、头痛、全身酸痛等症状。

　　用药剂量怎么确定呢？总体原则是：2岁以下儿童，剂量应由医生确定；2～6岁（不含6岁）的宝宝剂量为成人的1/4；6～12岁（不含12岁）剂量为成人的1/2。

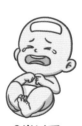

2岁以下 剂量应由医生确定

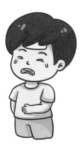

2-6岁 剂量为成人1/4

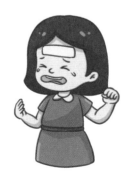

6-12岁 剂量为成人1/2

如果宝宝高热不退、在家护理病情无好转反而更加严重时，应该及时去医院就医。

但同时也要注意，冬春季感冒高发，同时也是流感高发的季节，我们需要区分普通感冒和流感。流感是由确切流感病毒引起的，一定要经过医生诊断。如果遇到周围有很多小朋友都有流感的情况，就要高度重视，尽量去医院找专业的医生，根据医生的建议采取治疗措施。

宝宝腹泻怎么办

宝宝腹泻病可能由多种病原感染引起，以大便次数增多和大便性状改变为特点，目前多以病因治疗及对症支持治疗为主。可选用口服补液盐、蒙脱石散、消旋卡多曲、锌制剂和益生菌等药物。不推荐使用强力止泻药，如止泻宁、易蒙停等。

如果是非细菌感染性腹泻，最好不要使用抗菌药物。同时也要注意，抗生素对大部分细菌性腹泻有较好疗效，但滥用广谱抗生素，可能会随之带来更棘手的抗生素相关性腹泻，不但没有治疗效果，甚至还会杀死体内正常菌群，破坏微生态平衡，进而造成宝宝免疫力下降，腹泻不止。氟哌酸、泻立停、痢特灵等抗生素均禁用于幼儿。

外伤护理怎么办

如果宝宝不小心擦伤，可使用一次性碘伏棉签消毒，外出使用也很方便。抽出棉棒后彩环端向上，沿彩环处折断，碘伏就从棉签里流出来了，可以轻轻涂抹在宝宝的伤口上。也可以使用创可贴。但不推荐红药水和紫药水，因为红药水含有红汞，对宝宝有毒性；而紫药水成分是龙胆紫，可能会造成留下伤疤。

如果宝宝被蚊虫叮咬，可使用炉甘石洗剂止痒，涂抹薄荷膏防止肿包。如果遇到严重肿胀、瘙痒，可以服用抗过敏药或短期外涂0.1%丁酸氢化可的松。

家中常备：

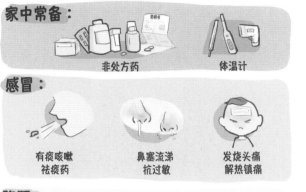

非处方药　　　　体温计

感冒：

有痰咳嗽
祛痰药

鼻塞流涕
抗过敏

发烧头痛
解热镇痛

腹泻：

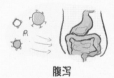   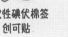

病因治疗+对症支持治疗

口服补液盐、蒙脱石散等

不建议使用抗生素

腹泻

外伤：

擦伤

一次性碘伏棉签
创可贴

蚊虫叮咬
炉甘石洗剂
薄荷膏

小 贴 士

▶ 家中应常备药物及体温计，注意检查是否过期。

▶ 感冒：对症下药。咳嗽选用氨酚麻美糖浆；鼻塞选用小儿氨酚黄那敏颗粒、小儿氨酚烷胺颗粒等；发热选用对乙酰氨基酚或布洛芬。若高热不退应及时就医。

▶ 腹泻：可选用口服补液盐、蒙脱石散和益生菌等药物，不建议使用抗生素。

▶ 外伤：使用一次性碘伏棉签或创可贴，不推荐使用红药水和紫药水。

儿童中成药和进口保健品更靠谱吗

中成药效果温和，但并不完全无毒

儿童常用药分为中成药和西药。常见中成药包括蒲地蓝口服液、板蓝根冲剂、柴胡退热颗粒、四季抗病毒合剂等。而西药包括小儿氨酚黄那敏颗粒、氨酚麻美干混悬剂、小儿伪麻美芬滴剂等。西药药效强而单一，常常对肝肾造成损伤，难以叠加用药。而与之相比，中成药的优势在于效果温和、不良反应较小，对多种症状都有缓解作用。

尽管大多数儿童中成药相对安全、不良反应少，但对于儿童来说任何药物都不是绝对安全的。中药的毒性分为"大毒""有毒""小毒"三类，儿童中成药的药品组成中没有含有大毒中药的药品。但是，有些儿童中成药是含有白屈菜、半夏、苦楝皮等"有毒"中药的，也可能含有土鳖虫、北豆根、吴茱萸、苦杏仁、重楼、鹤虱等"小毒"中药。尽管经过正规炮制可以降低毒性，但长期过量服用仍可能对宝宝造成伤害。

因此，使用中成药时应注意用量合理，配伍得当，不能过量久服。虽然很多中成药使用范围广泛并且安全有效，但仍需具体分析每一个品种，进行临床观察，不能笼统认为一切中成药都是安全的。

正确使用中成药，需注意的要点

首先，优先选用小儿专用药。儿童专用的中成药，大多在药名中有"小儿""娃娃""儿童""婴"等文字。例如，小儿消食片、小儿感冒冲剂、健儿清解液、小儿化痰丸、儿童清肺丸等。也有些在包装上画小儿肖像或直接注明小儿用药。

其次，正确选择剂量。应按照年龄，体重来选择药品剂量，注意药品说明书中的用药剂量及疗程。当中成药没有相应的儿童专用剂量时，仅写有"儿童酌减或遵医嘱"等，应按患儿年龄、体重或体表面积来确定剂量，但不可超过一般成人用量。《中成药临床应用指导原则》2010版推荐，3岁以内宝宝使用1/4成人量，3～5岁使用1/4成人量，5～10岁使用1/2成人量，10岁以上的儿童与成人量相差不大。

儿童服用中成药时不宜食用辛辣、生冷、油腻食物，且过敏体质的宝宝也要谨慎使用。如吃药3天后症状还没有缓解，应寻求医生指导。

最后，感冒类、清热解毒类的中成药不可与滋补类中药同服，滋补类的中药通常药性偏温热，如人参、红参、大枣、龙眼肉、当归、杜仲、肉苁蓉等，同服可能加重发热、恶化病情。

购买保健品，认准"蓝帽子"

区别于用于治疗疾病的药品，保健食品的本质仍是食品，虽有调节人体某种机能的作用，但它不是人类赖以治疗疾病的物质。保健食品不能替代药物，需要较长时间食用才能达到保健目的。保健食品也不能代替日常饮食，要科学服用，根据自身情况

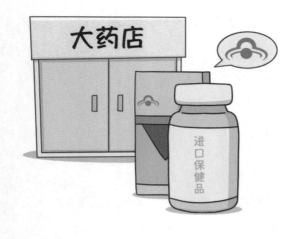

选择适宜产品。

对于进口保健品，应到大型的超市、药店或专卖店购买，注意查看店铺是否具有保健食品经营范围的"食品经营许可证"。通过一般贸易途径进口的保健食品，必要情况下可以向售卖方索取"入境货物检验检疫证明"，证明保健食品通过正规渠道通关。对于家长来说，最简单的方法就是认准"蓝帽子标志"，这是我国保健食品专用标志，为天蓝色，呈帽形，也叫"小蓝帽"。只有蓝帽子标志的产品才是由国家食品药品监督管理局批准的保健食品。

保健品如何"对症下药"

如果宝宝腹泻或者大便干燥，可以适量补充益生菌。宝宝感冒可以补充维生素C、紫雏菊液等。如果缺钙不要单独补充，最好是同时补充维生素D。同时也要注意，6个月以内的宝宝建议喂奶，不要添加其他补剂。2岁以上可以进行适量补充。

在网上海淘儿童保健品时要注意以下几点。① 生产日期：其实不只是儿童保健品，各类药品及保健品都要注意生产日期的问题，儿童更为敏感，所以一定要注意在保质日期内服用。② 剂量问题：严格按照医嘱或者说明服用，超过剂量会对身体造成不好的影响。③ 适宜年龄：这点非常重要，儿童对于药物很敏感，而且有些保健品在不同的年龄段推荐的服用剂量也不相同。

效果温和、副作用小，但并不完全无毒

 一般"有毒"、"小毒" ⚠

正确使用中成药：
①选用小儿专用药
②正确选择剂量
③不宜同时食用辛辣生冷食物
④感冒类不可与滋补类中药同服

儿童中成药 和 进口保健品

认准"蓝帽子"

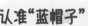
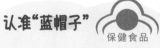
保健食品

"对症下药"
①腹泻或大便干燥——补充益生菌
②感冒——补充VC、紫锥菊液
③六个月以内的宝宝建议母乳喂养

网购Tips   生产日期   剂量问题

适宜年龄

小 贴 士

　　儿童中成药虽好，但并非完全无毒，应用量合理，不能久服。同时也需要注意剂量，不宜同时食用辛辣、生冷、油腻食物，感冒类中成药不可与滋补类中药同服。如吃药3天后症状还没有缓解，应该寻求医生指导。

　　保健品不能代替药物或日常饮食，购买时应认准"蓝帽子标志"。应科学服用，根据实际情况选择适宜产品。

爸爸妈妈，我不是不听你的话

我的孩子为什么不爱说话

今年已经 3 岁的小圆，他的生活充满着欢声笑语，但是也不知怎么回事，他老是会惹爸爸妈妈生气。爸爸妈妈会很耐心地教育他，他也很努力地认识错误，去改正，但是有时候他就是控制不住自己。他很想让爸爸妈妈高兴，但他也不知道为什么自己会这样，他多么希望爸爸妈妈能够帮帮自己，能发现自己其实和别的小朋友有点不一样。

他们是"星星的孩子"——什么是孤独症

有这样一群孩子，他们目光清澈，却不愿与人眼神接触；他们寡言少语，总沉浸于自己的世界；他们犹如天上的星星，在遥远而漆黑的夜空中独自闪烁，他们就是孤独症儿童，也被诗意地称为"星星的孩子"。

孤独症，又称为自闭症，是一种先天性或在婴幼儿时期出现的神经发育障碍性疾病。其主要特征包括社会交往障碍、语言交流障碍、兴趣范围狭窄以及动作行为刻板，有时也会伴有智力减退、精神症状和依恋障碍等。据统计，中国目前的孤独症患病率约为1%，孤独症患者数量已超过千万。尽管已经有许多人正在经受着孤独症的困扰，但在社会层面上，孤独症的知晓率仍旧不高。对于大多数人来说，当孩子出现拒绝交流、情感淡漠、语言障碍等现象时，家长更多考虑到的是孩子发育较晚、智力低下或身体上的问题，很少能意识到这也可能是孤独症的表现。孤独症患者从表面上看和正常人没有什么区别，有些人甚至表现出较强的记忆能力和超常的思维想象能力，给人以天才的印象，这也让许多家长无法接受孩子有可能患上"可怕的孤独症"。但正是因为人们对孤独症的了解不足，导致许多患者无法得到早期诊断和及时治疗。因此，正确了解孤独症对于每一个可能面临孤独症挑战的家庭都非常重要。

他们其实想让你知道——孤独症早期发现

孤独症的早期发现主要依靠家长对孩子的仔细观察。孩子年龄在3岁左右甚至更小时，家长便能够在孩子身上看出一些端倪。通常我们判断孩子是否有患有孤独症的可能性可以参照"五不法"，即不看、不听、不指、不语、不当。

判断"不看"，就是观察孩子是否能够与人进行目光交流，例如看见父母回来时，能否和他们有良好的目光接触；判断"不听"，就是观察孩子是否会对人的语言作出反应，例如当父母跟他讲话时，他是否会给出回应；判断"不指"，就是观察孩子是否会用手指指物体，例如当妈妈问"爸爸在哪儿？"时，他是否会用手指一下；判断"不语"，就是观察孩子是否在1～2岁开始能够说出有意义的词语，例如看到妈妈说"妈妈"，看到爸爸说"爸爸"。如果家长注意到孩子在这些方面表现不佳，并且孩子还表现出其他"不当"的反常行为，例如喜欢看手、转动物品、看灯光，手上总是拿着某些东西，以及笑得不合时宜等，那么家长就应该意识到孩子患有孤独症的可能性很大，并及时带孩子去专科医院进行进一步的专业诊断。

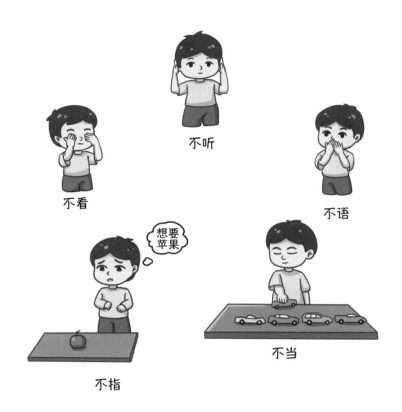

不听

不看

不语

想要苹果

不指

不当

需要注意的是，孤独症仍然是一种需要专业医生诊断的疾病，家长也只能通过观察进行初步判断，但不能自行诊断。目前，孤独症的诊断主要是通过临床观察、评估和测试来完成。评估的内容包括孩子的发育历史、行为表现、沟通和社交能力等方面的考察。在评估过程中，医生还会排除其他类似疾病的可能性，如听力障碍、注意缺陷多动症等。通过一系列专业的整体性评判后，孩子是否真患有孤独症才会得到最终的答案。

他们需要的是及时的帮助与陪伴——孤独症如何干预

对于孤独症儿童，不建议家长过早地将他们送入学校接受教育。相反，一旦孤独症得到诊断，早期干预就变得尤为重要。家长应该抓住最佳的治疗时机，进行康复训练与教育、心理治疗和药物治疗等。这些干预措施可以帮助孩子改善沟通和社交能力，减少刻板和重复性行为，提高注意力和自我控制能力，从而帮助他们更好地适应社交和学习环境，提高生活质量，然后有机会再让他们回到正常的教育环境。

对孤独症儿童的专业干预会更加强调巧妙的教育方式。例如我们在教孩子语言的时候，不仅仅是拿着卡片或者玩具引导孩子学习，还要会设置障碍去鼓励孩子表达需求。例如孩子想要玩具车，将玩具车放在高一点、孩子拿不到的地方，当孩子指着玩具车或者看向它的时候，我们会辅助孩子说"车"，直到孩子能自己说出来。对孩子的表达要求也要循序渐进，比如"车"到"玩车"再到"我想玩车"。家长还可以在适当的自然情景下捕捉机会，比如下课了孩子想出去，走到门前打不开门时，老师就会及时辅助孩子说"开门"或"帮忙开门"，这是一个表达愿望、要求的机会。同时，对孤独症儿童的奖励也应直接和教育内容挂钩，例如孩子想要车，当他完成"我想要车"这个表达的时候，就直接给他车，而不是奖励他一颗糖果。这样他就能更直接地建立起两者之间的关系，孩子会明白，原来当他表达了需求的时候就可以得到想要的东西。同时，除了进行专业的行为训练以纠正刻板行为和增强沟通能力外，适当补充营养和神经药物，也可以促进神经的修复，促进症状的缓解。有些孤独症儿童会对某些特定食物（如牛奶、饮料、面食等）表现出异常兴奋，出现特殊的反应，此时可以暂停给予这些食物。

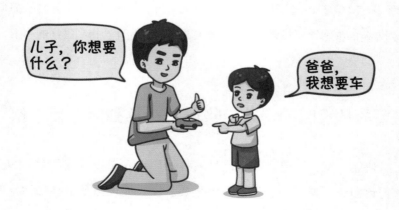

在所有的干预手段中，孤独症的康复训练对于患者来说是最直接也是最重要的环节，但康复训练需要的不仅仅是相关训练机构的专业治疗，家长的陪伴和教育更是必不可少。"家长是孩子的终身教师"，这句话对于孤独症儿童的家长来说，更是意义深远。一方面，家长需要有意识地跟专业医护人员学习训练方法和带养孩子的技巧，从而确保回到家后仍能让孩子得到同步而持续的训练；另一方面，家长更需要想方设法走进孩子的内心深处，用爱和关心与孩子交流，为他们打开通向外部世界的大门，陪伴他们一起走出自己的"小天地"，融入新生活。

早发现、早诊断、早干预的意义，不在于改变孤独症的生物学本质，而在于最大化地培养和锻炼患者和正常发育儿童共有的行为技能和社会适应能力。生命早期是儿童发展的关键期，但不等于错过了这一有利时机，干预就没有作用了。科学证明，大脑终生都在发展，环境对于人的发展也始终会起作用，只是不如童年时期作用大。所以，在强调早期干预重要性的同时也不要把它绝对化。

"星星的孩子"也是孩子——正确认识孤独症

需要指出的是，孤独症是一种复杂的神经发育障碍，其病因仍不完全清楚。虽然目前的治疗方法可以帮助患者缓解症状，但并不能完全治愈该病。因此，家长需要理解和接受孤独症的本质，并且需要给予孩子足够的关爱和支持，让他们在温暖和稳定的环境中成长，充分发挥自身潜力，提高自身生活质量。此外，由于孤独症病因复杂，且症状表现不同，治疗方法也需要因人而异，在进行治疗时，需要根据患者的具体情况制订个性化的治疗方案，而非一刀切。同时，治疗需要在专业医护人员的指导下进行，不可盲目自行治疗，以免产生不良后果。

最后，需要提醒大家的是，孤独症患者和家庭不应该受到歧视和排斥，社会应该给予孤独症患者和家庭更多的支持和关注，为他们提供更加友善和包容的环境，让他们能够融入社会，享受平等的生活。

小 贴 士

▶ 孤独症的症状：社会交往障碍、语言交流障碍、兴趣范围狭窄、动作行为刻板。

▶ 孤独症早期发现：参照"五不法"，早期观察；及时就诊，尽早诊断。

▶ 孤独症的干预：饮食、药物、行为多方面；医生、家长、孩子共努力。

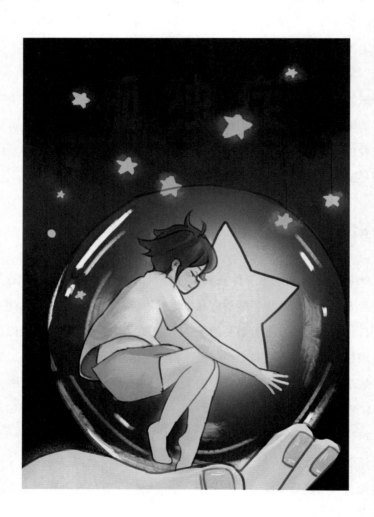

"你怎么这么调皮!"

"熊孩子"的"熊"可能是种病——什么是多动症

多动症是一种以行为障碍为特征的综合征，全称为注意缺陷多动障碍（ADHD），主要在儿童时期发病。据统计，中国多动症的发病率约为5%，且近年来呈逐年上升的趋势。多动症儿童通常在7岁左右开始表现出轻微的症状，但其诊断有一定年龄界限，通常在10岁后，需要同时出现不可控制的运动行为和功能损伤，才能真正确认患有多动症。多动症的病理因素主要与大脑的结构和功能异常有关，尤其是额叶和颞叶区域。我们的大脑由多个区域组成，每个区域有不同的功能。额叶和颞叶是大脑的两个重要区域，它们主要涉及执行功能、语言、记忆和社会认知等能力。多动症患者的额叶和颞叶区域表现为灰质的体积、皮质厚度和表面积减少，以及功能活动的性能下降，不能适应不同的指令需求。

多动症患者的额叶和颞叶区域的神经元网络连接也存在紊乱，表现为内部连接减弱或增强，以及与其他脑区的连接减弱或增强，不能协调，导致患者对信息接收处理的能力障碍。多动症儿童的主要特征是难以集中注意力和过度好动，自我控制能力差，但智力方面通常没有明显的障碍。日常症状包括难以长时间静坐、小动作频繁、喜欢随意乱跑、不知疲倦、缺乏耐心、容易打断别人说话、行为冲动和脾气暴躁等。多动症儿童通常会在学习、社交、家庭和职业等方面遇到困难，影响其正常的发展和身心健康，因此，多动症是一种需要被家长们重视的神经发育障碍性疾病。

"熊孩子"到底是不是真"熊"——如何区分顽皮与多动症

多动症作为一种复杂的神经发育障碍性疾病，需要通过专业的医疗过程才能加以诊断。专业的诊断过程一般会分为4个部分：一是同父母及孩子的访谈，通过访谈可以从家长的角度了解孩子的主要问题、在生活中真实存在的情况等。二是必要的体格检查，排除其他神经系统疾病及由其他缺陷引起的类似于多动症的疾病；确定是否有使用治疗多动症药物的禁忌证。三是进行心理评定，使用一些评估儿童行为和智力的量表和心理测验，如《SNAP-IV评定量表》《Achenbach儿童行为量表》《Conners评定量表》《注意缺陷多动障碍诊断量表》等，计算各分量表项目的均值或总分，得分高于划界分提示存在该方面问题。四是开展鉴别诊断，排除其他可能导致多动症类似表现的心理或医学原因，如情绪障碍、焦虑障碍、学习障碍、感觉统合障碍等。最后，根据以上所有的内容综合分析，医生才能给出最终的综合性诊断。

那家长们如何才能知道自己家调皮的"熊孩子"是否需要被带去医院接受专业诊断呢？在现实生活中，很多家长难以分辨自己孩子究竟是多动症还是顽皮。虽然这两种情况都让家长感到心累，但相比孩子的淘气顽皮，多动症毕竟是一种疾病，会对孩子的成长发育产生不良影响。因此，为了及时教育和干预，需要正确分辨孩子的真实情况。家长们主要可以从注意力涣散、冲动任性和活动过多3个方面入手。

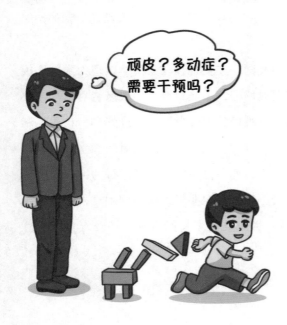

顽皮的孩子大部分时间是可以集中注意力的，有时候可能是因为贪玩、与家长对立等原因导致他们在行为上不够专注或懒散拖延，但如果他们真的想认真做一件事，他们通常还

是能够专注完成的，例如看动画片或漫画书。然而，多动症患儿的注意力通常是无法集中的，很难专注完成一项任务，无论是学习还是娱乐。

顽皮的孩子，他们的行动通常有一定的目的性和计划性，可能是为了逗乐或引起大人的关注。然而，多动症儿童的行动则不尽相同，他们的行为通常没有经过思考，冲动而杂乱，有始无终。例如，突然冲入人群或在玩耍时撞到东西，打扰或打断别的孩子的游戏，不想坐下来听故事或玩游戏等。

孩子在成长过程中活动较多是正常的，他们可能表现出好动和顽皮的行为，这些行为可以理解为孩子释放旺盛精力的方式，比如突然大声呼喊或者抓住好奇的事物不停地提问。然而，就算孩子顽皮，但他至少对严肃或陌生的环境有所反应。如果一个孩子在任何场合都持续不断地活动，比如上课时不断做小动作（摇头晃脑、咬铅笔）、平时走路过快、没有目的地乱跑，这就可能意味着他们存在自控能力不足的问题。

"熊孩子"不能放任不管——多动症的综合干预

对多动症儿童的治疗通常包括药物治疗、教育方法、行为治疗和饮食治疗。综合采用多方面的干预手段，才能更好地控制多动症的症状，提高患者的生活质量，关于多动症的治疗将在下一篇中具体展开。家长们需要明确的是，多动症是一种神经性疾病，不能与调皮捣蛋混为一谈，当孩子出现类似症状时，应及时带孩子就医，及早诊断，尽早干预。同时，家长们在多动症孩子的治疗过程中也应担起责任，配合医生，为孩子提供多方位的支持和帮助，为孩子的健康成长一起努力。

> **小贴士**
>
> ▶ 多动症的症状：难以集中注意力、过度好动、自我控制能力差。
> ▶ 多动症的诊断：从注意力涣散、冲动任性和活动过多3个方面怀疑，要通过专业医生诊断。
> ▶ 多动症的治疗：从药物，教育，行为，饮食多方面进行干预治疗，家长与医生共同努力。

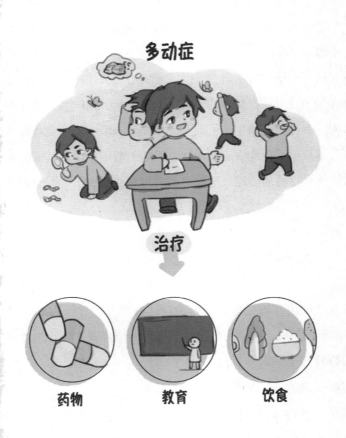

"聪明药" 真可以让人变聪明吗

世上没有"聪明药"——认识多动症的药物治疗

根据上篇文章所介绍的，多动症作为一种神经系统疾病，患有多动症的孩子往往会出现难以安静、专心，无法控制自己的行为等问题。在针对多动症的治疗流程中，及早诊断、进行行为教育等环节必不可少，而其中药物治疗更是关键的一步，但往往会有家长把治疗多动症的药物误认为是"聪明药"，觉得孩子吃了药，不仅能治疗多动症，还能顺便变聪明，那这种认知是否正确呢？从科学角度来看，这种想法显然是不合实际的。分析如何正确认识多动症的药物治疗，那就要从认识药物机制入手。

多动症的原因简单来说，是孩子的大脑里缺少一些重要的化学物质，比如多巴胺和正肾上腺素。这些物质是大脑传递信息和指令的信使，如果它们不够，大脑就会出

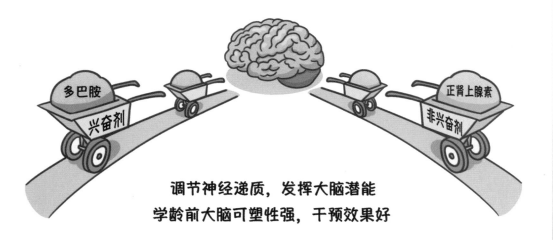

调节神经递质，发挥大脑潜能
学龄前大脑可塑性强，干预效果好

现故障，就像手机信号不好一样。所以，治疗多动症的药物就是在补充这些信使，让大脑恢复正常功能。这样，孩子的多动、冲动、注意力不集中等问题就会有所改善，学习效率也会提高。但是，改善并不意味着药物可以让孩子变聪明，这只是一种误解。药物只能帮助孩子发挥自己的潜能，而不是增加智商。所以，我们不能把治疗多动症的药物当成"聪明药"。

治疗多动症的药物有两大类：一类叫做兴奋剂，另一类叫做非兴奋剂。兴奋剂可以刺激大脑产生更多的多巴胺和正肾上腺素，让孩子更有精神和自制力，减少多动和冲动的行为。非兴奋剂可以阻止大脑中一种叫做去甲肾上腺素的物质的作用，这种物质会妨碍正肾上腺素的运作，影响孩子的注意力和记忆力。所以，非兴奋剂可以间接地增加正肾上腺素的作用，从而改善多动症。兴奋剂类药物主要成分是安非他明或哌甲酯。在选择和使用药物时，需要具体情况具体分析，一定要听从医生的建议和指导，不能随意乱吃。

是药三分毒，长期服用任何药物都有可能产生不良反应，治疗多动症的药物也不例外。不过，并不是每个人都会出现不良反应，也不是每个人都会出现同样程度的不良反应。有些人可能没有感觉到任何不良反应，有些人可能只有轻微或暂时的不良反应，有些人可能会有较严重或持久的不良反应。一般情况下，长期服用兴奋剂类药物可能会出现睡眠问题、食欲下降、体重降低、血压升高、头晕眼花、头痛腹痛；药效消退后易怒、情绪化、神经紧张等不良症状。长期服用非兴奋剂类药物的不良反应可能包括心悸、腹痛、食欲下降、体重下降、易疲劳、心境不稳等。如果出现了类似的不良反应，应提高警惕，及时与医生沟通，调整药物剂量或换药。

药可不是万能的——多动症的其他治疗手段

家长们需要明确的是，多动症是一种长期性的神经发育障碍，多动症的症状在不同的人身上表现不一样，有的人随着年龄增长会自然缓解或消失，有的人则可能伴随一生。目前没有任何方法可以完全治愈多动症，但是有很多有效的治疗和干预手段，可以帮助多动症患者提高生活质量和社会适应能力。多动症药物的效果也因人而异，有的人可能会有很好的效果，有的人可能会有一些不良反应或者效果不明显。除了药物治疗外，还有哪些方法可以帮助多动症儿童呢？下面我们介绍一些常见的非药物治疗方法，希望对家长和孩子有所帮助。

行为治疗是一种通过奖励和惩罚来塑造和改变多动症患者的行为和习惯的方法。行为治疗需要家长、老师和孩子的合作和一致性，以建立明确的规则、期望和目标，以及相应的奖励和惩罚机制。行为治疗可以帮助多动症患者增强自我控制、自我监督、自我评价和自我奖励的能力。在实际操作中，我们可以让孩子处在一个安全的环境中，模拟一些日常生活中可能遇到的困难或冲突的情景，让他们学习如何应对和解决问题，提高他们的适应能力和应变能力。当孩子在学习中出现适宜行为时，就及时给予奖励，以鼓励他们继续改进。而当有些不适宜行为出现时，就要加以漠视或暂时剥夺他们的某些权利，以此来纠正不适宜行为。行为治疗需要长时间进行，但它是治疗多动症的有效方法之一。

心理治疗是一种通过与专业的心理咨询师或心理治疗师进行对话来解决多动症患者的心理问题和情绪困扰的方法。心理治疗可以帮助多动症患者认识和接受自己的优缺点，增强自信和自尊，改善人际关系，减轻压力和焦虑，提高情绪管理和解决问题的能力。同时，心理治疗可以和行为治疗相结合，通过改变多动症患者的思维方式来影响他们的行为方式。认知行为治疗可以帮助多动症患者识别和纠正不合理或消极的思维模式，培养更积极和实际的思维模式，从而改善他们对自己、

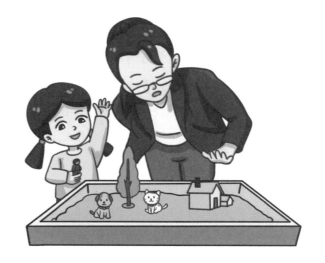

他人和环境的看法和态度，增强应对困难和挑战的能力。例如让孩子在沙盘中自由地摆放各种玩具，表达他们的内心世界，然后通过心理治疗师的引导，帮助他们认识自己的情绪和需求，调整日常不适当的行为等。

近年来的研究表明，饮食与多动症状的加重或缓解密切相关，因此合理的膳食对多动症儿童的治疗也至关重要。多动症儿童应该限制摄入含有酪氨酸、水杨酸盐、调味品或人工色素的食物，如挂面、糕点、西红柿、苹果、胡椒等。相反，多动症儿童应该多食含锌丰富的食物，如蛋类、肝脏、豆类、花生等，以提高智力和促进生长发育；同时，多食含铁丰富的食物，如肝脏、禽血等，以维持血液中铁元素的正常含量，避免影响大脑功能和情绪。此外，多动症儿童应少食含铅和铝的食物，如皮蛋、贝类、油条等，因为这些金属对大脑的发育和功能有害，并可能加重多动症状。

"熊孩子"快快长大——多动症早诊断，早干预，早治疗

多动症是一种可以治疗的疾病，但是需要早诊断、早治疗。如果发现孩子有疑似患多动症的迹象，应及时带孩子到专业的医院进行评估和诊断，不能拖延或忽视。因为多动症如果不及时治疗，会给孩子带来更多的负面影响，比如学习困难、行为问题、自我价值感低下、抑郁焦虑等。这些问题会影响孩子的成长和发展，甚至可能持续到成年阶段。早期特别是学龄前儿童的大脑可塑性很强，所以相关干预和治疗的性价比和效果也会远远高于入学以后，所以说早诊断、早治疗对于多动症儿童是十分关键的。

治疗多动症需要综合运用药物治疗和其他干预手段。

药物治疗是治疗多动症的重要手段之一，它可以有效地改善孩子的多动、冲动和注意力不集中等核心症状，提高孩子的学习效率和生活质量。但是，并不是所有的孩子都需要服用药物，也不是所有的药物都适合每个孩子。在选择和使用药物时，一定要遵循医生的指导和建议，不能随意乱吃或停药。同时，也要注意观察药物的效果和不良反应，及时与医生沟通和反馈。

原因　　正肾上腺素，多巴胺缺乏

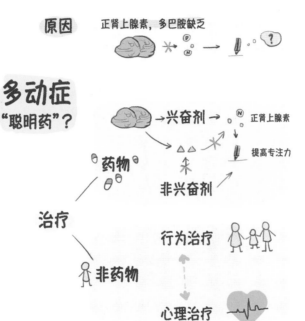

多动症
"聪明药"？

兴奋剂 → 正肾上腺素

药物 → 提高专注力

非兴奋剂

治疗

行为治疗

非药物

心理治疗

多动症早诊断，早干预，早治疗

非药物治疗干预手段可以帮助孩子改善自己的行为习惯和情绪管理能力，增强自信心和社交技巧，培养良好的学习态度和方法。同时，也可以帮助家长了解多动症的相关知识和应对策略，建立正确的教育观念和方式，增进与孩子的沟通和互动，营造一个温暖和支持的家庭氛围。

总之，多动症是一种可以通过治疗改善的疾病，但是需要家长和孩子积极配合医生和专业人员的治疗和干预，不能放弃或放松。同时，也需要社会给予多动症患儿更多的理解和支持，不要歧视或排斥他们，而是给他们一个友好和包容的环境，让他们能够健康和快乐地成长。

小 贴 士

▶ 多动症的原因：孩子的大脑里缺少一些重要的化学物质，比如多巴胺和正肾上腺素。

▶ 多动症的治疗：药物治疗、心理治疗、行为治疗。

▶ 多动症儿童需要早诊断、早治疗，家长们要正确认识药物治疗，多种干预手段相结合，孩子、家长和医生一起努力。

骄阳人生

青壮年的健康烦恼有哪些

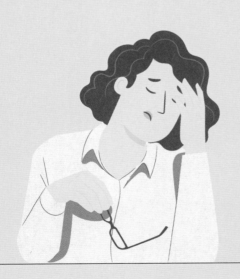

别"肝"了！快为肝脏减减负

谈乙肝色变？关于病毒性肝炎你需要知道这些

小张是一名都市白领，最近听到身边爱熬夜的同事们纷纷自诩为"肝帝""肝圣"。总是熬夜加班的小张也开始担心起自己的肝脏健康了。熬夜真的会伤肝吗？甲肝、乙肝、丙肝……这些疾病一样吗？应该如何防治呢？

肝炎如何找上门

病毒性肝炎，顾名思义，是由不同的肝炎病毒侵袭人体而引起的传染病。肝炎病毒主要有5种，包括甲型、乙型、丙型、丁型、戊型肝炎病毒，分别对应甲型、乙型、丙型、丁型、戊型5种肝炎。不同类型的病毒性肝炎的传播途径、症状、治疗和预防既有相似也有不同。

甲肝是通过粪–口传播的，如果我们不注意饮食和饮水卫生，吃了被污染的食物或者喝了被污染的水，就可能会感染甲型肝炎。所以，大家在外面吃东西的时候，一定要选择干净卫生的食材和水源，不要吃生的食物。

乙型肝炎是通过血液传播、性接触传播和母婴传播的，日常交往如共同用餐、握手、飞沫、母乳喂养不会传播。对于普通人来说，要注意避免不安全的性行为，正确使用安全套。

丙型肝炎是通过血液传播的，比如共用注射器、刺青文身等可能会感染这种肝炎。所以，大家在使用注射器、打针、做文身等情况下，一定要选择合法合规的机构和专业人员，确保卫生安全。

丁型和戊型肝炎比较罕见，但也需要留意。丁型肝炎需要在乙型肝炎的基础上感染，所以，对丁型肝炎来说，预防更显得非常重要。戊型肝炎则主要通过污染的食物和水传播，所以，保持食物和饮水的卫生也是关键。

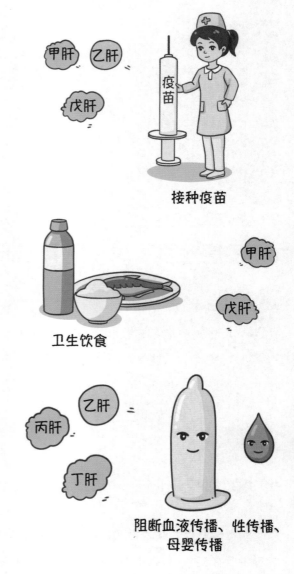

接种疫苗

卫生饮食

阻断血液传播、性传播、母婴传播

肝炎症状需辨清

各种类型的病毒性肝炎的临床表现有所不同，但都有一些常见的共同表现，其中包括疲倦乏力、黄疸、恶心呕吐、腹部不适、发热等。

以下是一个简单的口诀，可以帮助分辨各种类型病毒性肝炎的临床表现：甲肝轻、乙肝重、丙肝潜、丁戊稀。具体来说，甲型肝炎轻者类似感冒症状，重者出现黄疸、腹泻等；乙型肝炎轻者可能无症状或有轻微不适，重者出现黄疸、肝区疼痛等；丙型肝炎大多数感染者无明显症状，但长期感染可能导致肝硬化和肝癌等严重后果；丁型和戊型肝炎的症状与乙型肝炎类似，但由于感染率较低，在临床上相对较为罕见。

　　需要注意的是，病毒性肝炎的症状不一定会在感染后立刻出现，而可能会在数周、数月甚至数年后才出现。因此，如果你有可能接触到感染源（如与感染者共用注射器、有过不安全性行为等），或者出现类似上述症状，应及时就医进行检查，以确诊是否感染了病毒性肝炎。

筑牢屏障，预防为主

　　对于病毒性肝炎这样的传染性疾病，做好预防是十分关键且有效的一环。预防的重要方法之一便是接种疫苗。可以通过接种甲肝、乙肝和戊肝疫苗来有效预防对应的肝炎。此外，还应按照前文所述切断肝炎性病毒的传播途径。

　　如果怀疑自己感染了乙肝，需要到医院做检查。乙肝的常见检查包括乙肝5项检查（俗称"两对半"），乙肝病毒DNA检查，肝功能检查和影像学检查等。"两对半"结果怎么看？下面的表格一目了然，但是感染的程度和患病情况还需要医生综合多项检查做出判断。

项　目	小三阳	大三阳	接种有效	全阴性
HBsAg	+	+	−	−
HBsAb	−	−	+	−
HBeAg	−	+	−	−
HBeAb	+	−	−	−
HBcAb	+	+	−	−

注：+ 为阳性；−为阴性。

抓住时机，保护肝脏

有的读者朋友对乙肝十分害怕，如果已经感染了乙肝病毒应该怎么办呢？乙肝会发展为肝癌吗？

如果已经感染了乙肝病毒，应该前往正规医院，医生往往会结合多项指标综合评估感染和损害程度等，从而进行下一步治疗。如果病毒处于潜伏期且肝功能正常，可以遵循医嘱密切观察。同时必须要转变生活方式，避免一切伤害肝脏的行为，不喝酒、不乱吃药。在积极治疗和密切监测的情况下，乙肝病毒的蔓延往往可以得到控制，肝硬化和肝癌的发病率也会大大降低。相反，如果感染乙肝病毒后发展为慢性肝炎，没有积极治疗和主动监测，照样喝酒熬夜，那么发展为肝硬化甚至进一步发展为肝癌的概率就会大大增加。

肝病患者如果皮肤上出现了蜘蛛痣，并且蜘蛛痣的数量迅速增加、长期不退，那么一定要警惕肝病加重的可能。

我国是肝炎大国，大家不仅要提高健康意识，积极预防和治疗肝炎，同时也不应当歧视肝炎患者。如果家里人患有肝炎，我们一方面要督促家人积极治疗和密切监测，同时自己也要做一下检查，做好防护，必要时再次注射乙肝疫苗。

小 贴 士

▶ 病毒性肝炎主要有5种类型，分别由5种不同的肝炎病毒引起。

▶ 甲肝和戊肝通过粪—口途经传播，预防感染需要注意饮食卫生。乙肝、戊肝、丁肝通过血液、性和母婴传播——和乙肝患者一起进餐不会传染乙肝；要避免共用剃须刀、注射器等；拒绝没有保护的性行为。

▶ 可以通过主动注射疫苗来预防肝炎。

▶ 可以通过相关检查明确肝炎患病情况，早发现、早治疗，慢性肝炎患者要定期随访。

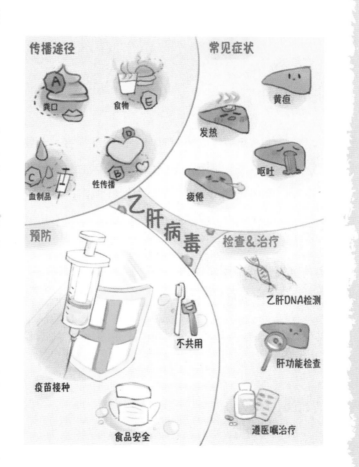

小心"肝"的隐形杀手
——药物性肝损伤该如何预防

什么是药物性肝损伤

药物性肝损伤，简单地讲就是使用药物时产生的肝脏损害。药物性肝损伤已经成为我国临床上不明原因肝损伤和不明原因肝病的主要病因之一，也是引起急性肝损伤常见的病因之一。作为肝脏的"隐形杀手"，药物性肝损伤往往难以察觉。药物性肝损伤的后果差异很大，从没有症状、氨基转移酶轻微升高到肝衰竭甚至死亡都有可能发生。

大家都会生病，生病了就免不了吃药治疗，有的家庭还配备了家庭小药箱。但是，不合理的用药很可能会引起肝脏损害。那么我们应如何预防"药物性肝损伤"这一隐形杀手呢？

尽早识别药物性肝损伤

药物性肝损伤可能没有明显症状，而只有肝功能的相关指标升高。如果在服药后出现以下症状，需考虑可能是肝损伤，应及时去医院就医。

（1）上腹部不适：可出现食欲差、全身乏力、厌油腻食物、肝区胀痛等一系列上腹部不适症状。

（2）皮肤发黄瘙痒：由于肝功能受损，导致胆汁淤积明显，从而皮肤颜色变黄，小便颜色变浅，并出现皮肤瘙痒等症状。

（3）发热出疹：有一部分药物性肝损伤患者可出现皮疹、发热症状。同时由于嗜酸性粒细胞增加，可导致全身关节酸痛或发生过敏。

（4）腹水：慢性药物性肝损伤患者可出现慢性肝炎、肝硬化症状，可导致腹水、腹部膨隆、肝脏肿大等表现。

天然的≠无害的

有研究发现，在我国，引起肝损伤的最主要药物为各类保健品和传统中药（占26.81%）、抗结核药（占21.99%）、抗肿瘤药或免疫调节剂（占8.34%）。可见保健品或中药是我国药物性肝损伤最常见的诱发因素，因为传统观念认为中药和保健品是天然的、无毒的，不会造成不良反应，当然也不会造成肝脏损伤的问题，但这是一个认知上的错误。

例如，一些中草药中所含的马兜铃酸就具有明显的肝肾毒性，也有研究显示黄芩、鸡血藤可能和妊娠致畸相关。因此，大家要辩证对待中草药，不应过度迷信，应当遵循医嘱服用中草药，切忌过量长期服用。还有一些违法的保健品中含有处方药成分，随意服用可能对人体造成伤害。因此，如想服用保健品，需要选择正规可靠的保健品，到正规的市场购买；在服用保健品前也要仔细阅读说明书，按时按量服用，不能乱服保健品。

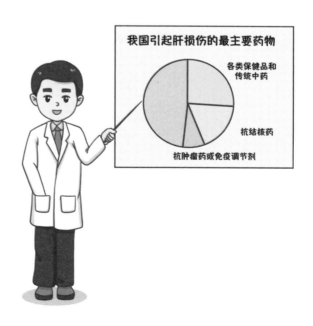

遵医嘱服药

预防药物性肝损伤最重要的一点，就是服药严格遵循医嘱或说明书。即便是标有"OTC"（over-the-counter drug）的药品，即非处方药，大家也不能掉以轻心，要仔细阅读说明书，查看用法用量、禁忌证、不良反应等，在医生或药师的指导下服用。

有的人可能会觉得之前吃过的药还没有吃完，这次出现同样的症状可以继续吃。但这种想法是不科学的。因为大家每次生病的病情可能有变化，因此用药也会有差别。大家每次用药前都应咨询医生，充分了解自己的病情是否发生了变化，询问医生自己之前没有服用完的药是否可以继续服用，询问用法用量等。如果医生认为可以继续服用原药物，我们仍需要查看药物是否在保质期内、药物的性状是否有变化等。

谨慎合用药物

研究显示，有接近1/5的药物性肝损伤是由2类或以上的药物合用而引起的。因此当我们需要同时服用多种药物时，要及时准确地告诉医生我们的服药情况，遵循医生的用药安排。

喝酒吃药要分开

大家可能都听说过"头孢配酒，说走就走"。在服药期间饮酒的确较为危险：一方面，有的药物（例如头孢菌素类抗生素）可能会抑制酒精的正常代谢，造成酒精在体内蓄积，引起人的中毒反应；另一方面，酒精本身可能会影响药物的正常功效，加重药物的作用或者延长药物作用的时间，从而引发不良后果。因此，喝酒吃药一定要分开，不能在服药期间饮酒。

症状

发热出疹　　　　　　腹水

上腹部不适　　　皮肤瘙痒

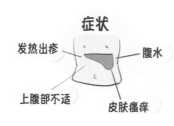

药物性肝损伤

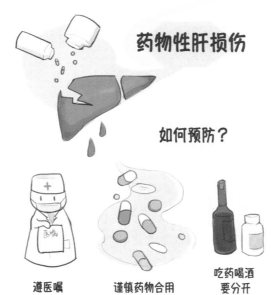

如何预防？

遵医嘱　　谨慎药物合用　　吃药喝酒
　　　　　　　　　　　　　要分开

小 贴 士

▶ 服药后如果出现上腹部胀痛、厌食油腻、发热、皮肤瘙痒和发黄等情况，考虑可能是药物性肝损伤，应及时前往医院就医。

▶ 一般人群预防药物性肝损伤要格外关注中草药和保健品，不能长时间过量服用。

▶ 遵循医嘱服药，不能在明确病情前乱用药。

▶ 在需要同时服用多种药物时要咨询医生，获得允许后方可服用。

▶ 喝酒和吃药"水火不容"，不能在服药期间饮酒。

B 超查出"轻度脂肪肝"意味着什么

在一次体检过程中，小张被诊断出有脂肪肝。这一诊断结果让小张吃惊不已，自己明明身材不胖，平时也不抽烟不喝酒，为什么还会有脂肪肝呢？

脂肪性肝病简称脂肪肝，简而言之就是肝细胞内脂肪过多，影响了肝脏的正常功能。有研究显示，脂肪肝在中国和全球都是最常见的肝脏疾病，普通人群中，脂肪肝的发病率大概是25%，这也就意味着每4个成年人当中可能有1个就是脂肪肝的患者。

大部分脂肪肝起病隐匿，早期也没有明显的症状，因此大家往往是在体检过程中发现脂肪肝，有些不太胖的朋友也查出有轻度脂肪肝。查出轻度脂肪肝严重吗？又应该怎么办呢？让我们一起揭开脂肪肝的真面目。

轻度脂肪肝真的"轻"吗

正常人的肝内总脂肪量，约占肝重的5%，内含磷脂、三酰甘油、脂酸、胆固醇及胆固醇酯。脂肪含量占全肝重量5% ～ 10%者为轻度脂肪肝，10% ～ 25%为中度脂肪肝，超过25%的为重度脂肪肝。这里划分的"轻度""中度"和"重度"只是从影像学的角度分类，轻度脂肪肝的脂肪沉积相对来说程度较轻。但在临床上，并不仅仅是以超声结果是轻、中、重度脂肪肝来诊断，而是会全面评估这个患者的情况。

脂肪肝的罪魁祸首是谁

脂肪肝可以简单分为酒精性和非酒精性2种。酒精性脂肪肝是酒精性肝病的初期表现，是由长期大量饮酒所导致的；非酒精性脂肪肝患者往往无过量饮酒史，其发病和胰岛素抵抗、遗传因素、多种营养物质的代谢密切相关。非酒精性脂肪肝易发于肥胖的人。一方面，高脂肪高热量的膳食结构、多坐少动的生活方式都是脂肪肝的诱发因素；另一方面，胰岛素抵抗、高血压、糖尿病、高脂血症的患者更可能会面临脂肪肝的威胁。

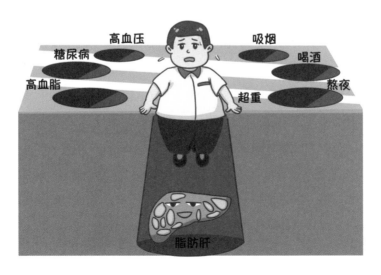

脂肪肝会癌变吗

一般而言，脂肪肝在发生癌变前会经历脂肪性肝炎、肝纤维化和肝硬化等过程。是否会发生癌变与引起脂肪肝的原因、患者后续的治疗及生活方式的改变有着密切的关系，所以了解清楚患者的病史是十分重要的。酒精性脂肪肝如果不加治疗和干预，任由其发展，是有可能发展为肝硬化甚至肝衰竭而危及患者的生命的。如果是非酒精性脂肪肝，则是否存在肝炎对于疾病的发展方向的影响很大，非酒精性脂肪性肝炎的患者肝硬化的发生率要高很多。无论是酒精性或非酒精性的脂肪肝，当合并有肝炎病毒感染时，其发展成肝炎的可能性就会大大增加。

一般情况下，医生会综合考量患者的情况进行检查，包括血常规、血糖、肝功能、肝炎病毒相关检查和免疫学检查等。医生会充分了解脂肪的分布情况、判断肝脏是否有炎症、肝脏是否发生纤维化等情况。大家不必恐慌，但也不可掉以轻心，遵循医嘱即可。

如何为肝脏"减减肥"

酒精性脂肪肝患者的首要任务是戒酒，同时在戒酒的基础上应提供高蛋白质、低脂的饮食，并注意补充B族维生素、维生素C、维生素K及叶酸。还可以考虑患者的发病特点采取药物治疗的方法。

对于非酒精性脂肪肝患者，则要限制热量摄入，改变饮食组分，建议低糖、低脂的平衡膳食，减少含蔗糖饮料以及饱和脂肪和反式脂肪的摄入，并增加膳食纤维含量；此外还要经常进行中等量有氧运动，每周4次以上，累计锻炼时间至少150 min。患者还需要控制体重，减少腰围；还可以根据临床需要，采用相关药物治疗代谢危险因素及其并发症，改善胰岛素抵抗，纠正代谢紊乱。

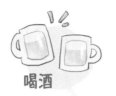
喝酒

吸烟

肥胖

危险因素

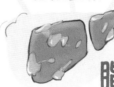
脂肪肝

治疗方案

锻炼

减重

戒酒

治疗

控制血压

小贴士

▶ 脂肪肝的诊断不仅仅要靠B超结果，还需要结合多项指标综合分析。

▶ 脂肪肝可以简单分为酒精性和非酒精性两种，酒精性脂肪肝主要是由长期过量饮酒导致的，非酒精性脂肪肝则和遗传因素、代谢紊乱、胰岛素抵抗密切相关。

▶ 脂肪肝合并肝炎病毒感染是诱发肝癌的一大危险；酒精性脂肪肝如果任其发展，可能进展为肝衰竭；非酒精性脂肪性肝炎发生肝硬化的可能性大大增加。

▶ 酒精性脂肪肝患者需要戒酒、补充营养，必要时药物治疗；非酒精性脂肪肝患者需要改善饮食，多运动，控制体重和腰围，必要时采取药物治疗。

磨玻璃结节？别害怕

肺中的小"阴翳"

随着单位体检、学校体检的普及化，越来越多人的体检报告单会出现"肺结节"的身影——"微小结节""毛玻璃结节""实性结节"等。医学生小吕最近在学校组织的体检中，胸部CT发现"右下肺7 mm左右小结节，建议随访"，他在脑海中瞬间把"肺结节"和"肺癌"画上了等号，顿时变得焦虑不安。医生见状赶忙安抚小吕的情绪，并耐心向他解释科普了：什么是肺结节？肺结节会发展为肺癌吗？肺结节有哪些治疗方法呢？

肺中生出的小"阴翳"——什么是肺结节

肺结节主要通过影像学特征来定义。在影像学上表现为直径不大于3 cm的局灶性、类圆形、密度增高的实性或亚实性的肺部阴影，其中直径小于2 cm的结节，通常称其为小结节，直径在5 mm以下的结节被称为微小结节。肺结节可以是孤立的也可以多发的，从定义角度来看，肺结节这一称呼包含了多种疾病，但肺结节并不等同于肺癌，30%的人群有肺部的结节，但真正罹患肺癌的是极少数。根据高分辨率CT中实性成分所占结节比重的不同，可以将肺结节分为两大类：一类是实性结节，一类是非实性结节。非实性结节也就是现在我们都耳熟能详的"磨玻璃结节"。

追本溯源——哪些因素会导致肺结节呢

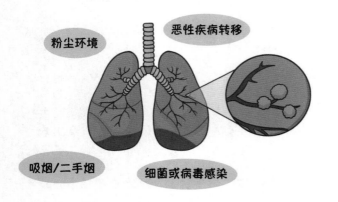

长期工作生活在粉尘环境下，并且没有做好防护工作，有害颗粒吸入肺部而沉积会导致肺结节出现。对于长期吸烟或吸二手烟的人群，烟雾颗粒也会沉积、损害肺部导致肺结节的发生。同时，细菌或病毒感染也会引起肺结节，对于肺结核、蛔虫病以及细菌性囊肿等疾病的患者，其肺部可见细菌或病毒感染导致的肺结节。故出现细菌感染性疾病应当及时医治，可以减少发生肺结节的概率。对于一些肺原发性的结节，可能是由肺部周围其他恶性疾病发生转移影响到了肺部，比如结直肠癌、乳腺癌等转移至肺部，导致肺部组织和细胞出现损伤，从影像学上可以检测出肺结节。

拨云见日——肺结节有哪些诊断方法

目前，针对肺结节的诊断方法分为两大类，无创诊断法和有创诊断法。其中较为常用的是无创诊断法。无创诊断法包括胸部CT和正电子发射断层扫描（也就是我们口中的

PET/CT）。胸部CT是诊断效能最高的方法，对于判断肺部小结节的性质有很大的帮助，PET/CT相对于普通胸部CT，其对于肺部结节的诊断敏感性和特异性均有提高。有创诊断方法包括支气管镜组织活检、经胸壁细针穿刺活检、胸腔镜和开胸手术肺活检等。

在整个肺结节的诊断过程中，最重要的是对其良恶性进行定性，也是后续治疗的关键。临床医生主要借助高分辨率薄层CT结果来进行判断，着重关注结节的大小、密度、形态、内部情况、边缘状况等，结合以上多方面信息进行综合诊断。概括来讲，结节体积较大、密度混杂、结节内部特征复杂的，恶性的概率会明显增加。

"结节"变"心结"——肺结节就一定是肺癌吗

实际上，根据临床诊疗及临床研究的数据显示，绝大多数在体检、门诊胸部CT中发现的肺结节都是良性的，良性的炎症、结核、真菌、出血等，甚至肿大的淋巴结都可以在胸部CT上表现为肺结节。因此产生肺结节病灶的诊断可以是多种多样的，并不一定就是肺癌。但值得注意的是，早期肺癌经常会表现为"磨玻璃结节"，磨玻璃结节与肺癌很容易被人们画上等号，但磨玻璃结节只是一种影像上的表现，并不是一个病理诊断，感染性的病变或者一些良性病变有时也同样可以表现为"磨玻璃结节"，故有磨玻璃结节就一定是早期的肺癌这一说法是不成立的。

对症下药——肺结节的治疗方式

对于非典型恶性的肺结节，由于一次CT检查能够提供的信息是有限的，因此需要定期随访，通过间隔一定时间的CT影像的动态变化来判断结节的性质以及调整随访的策略。根据《中华医学会肺癌临床诊疗指南（2023版）》中的推荐，对于新发的、非典型恶性的肺结节，在抗炎治疗后复查胸部CT，并根据具体病症情况和复查

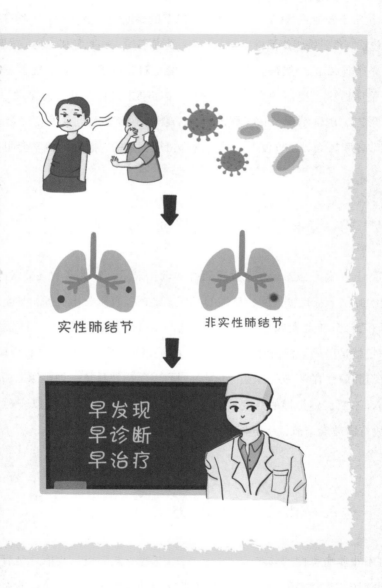

实性肺结节　　　　　　　非实性肺结节

早发现
早诊断
早治疗

结果制订定期随访的周期，如果2年内无明显进展说明良性可能较大。

对于典型的恶性结节，"早发现、早诊断、早治疗"是肺癌治疗的关键，目前手术治疗对于早期肺癌疗效较为确切，微创胸外科手术是治疗肺结节、早期肺癌的主要方法。值得一提的是"电视胸腔镜技术"，通过胸壁的2～3个1 cm左右的微创切口，对胸腔内肺部结节进行探查和活检，如果病理结果提示为良性，通过胸腔镜手术将结节完整切除，彻底排除癌症发生可能；如果病理结果提示为恶性，早期肺癌患者可以采用胸腔镜下的"肺叶切除+淋巴结清扫术"，保证肿瘤的早期根治。

> **小 贴 士**
>
> ▶ 肺结节的类型：实性结节，非实性结节（磨玻璃结节）。
> ▶ 肺结节的病因：粉尘沉积，细菌或病毒感染，原发性或转移性癌症。
> ▶ 肺结节的诊断：胸部CT、PET/CT。
> ▶ 肺结节的治疗：定期随访、外科手术。

磨玻璃结节？浸润影？白肺？
这些看不懂的名词到底什么意思

2022年寒冬，自国家发布关于对新型冠状病毒感染实施"乙类乙管"的总体方案后，全国范围内出现了感染高发，除却发热、咳嗽、乏力、肌肉酸痛等典型症状外，一些更为严重的病症开始广泛出现，比如磨玻璃结节、浸润影、白肺等，这些较为严重且相对较为陌生的名词在全社会范围内引起了广泛的讨论，也逐渐加重了人们对这些名词的忧心与恐慌。尽管目前疫情形势已经有了较大的改善，但公众对这些名词仍然抱有困惑。下面将为大家详细地解析磨玻璃结节、浸润影、白肺——这些看不懂的名词到底什么意思！

云雾薄影——磨玻璃结节

磨玻璃结节也被称作磨玻璃影，是指在胸部CT检查中发现的形似云雾的阴影，阴影部分的密度高于其他正常组织，阴影的覆盖面积很广泛，肺部的支气管和血管束都被掩盖在阴影之中，故被称为磨玻璃结节。

究其根本，磨玻璃结节只是一种影像学上的描述，并不是一种疾病，也不预示着疾病的走向。磨玻璃结节可以"生长"弥散开来，也可以仅仅聚集在局部。一般来说，弥散性生长的结节多数为良性病变，而局部生长的容易是恶性病变。对于感染新冠病毒的患者来说，病毒的感染会让肺部发炎、肿胀起来，短期内在他们的CT检查结果上可表现出一团一团的阴影。

在就诊的过程中，对于首次CT检查发现的磨玻璃结节，是不建议手术干预的，需要定期随访，通过间隔一定时间的CT影像的动态变化，来判断患者结节的性质，也会个性化地调整随访的策略。对于明确为良性病变导致的肺磨玻璃结节，经过合理的保守药物治疗，复查可显示有明显的吸收、消散。但对于初次CT检查或随访过程中发现的典型恶性病变，应坚持"早发现、早诊断、早治疗"的原则，及时进行外科手术的干预治疗。

雾蒙皎白——白肺

所谓"白肺"并不是一个疾病术语，而是影像学上根据形态学衍生出的一种简单叫法，最早是医生为描述严重肺部疾病而取的。那么，"白肺"中"白"的含义是什么呢？健康的肺由通气功能正常的肺泡组成，发挥肌体气体交换的功能，因为正常的肺泡内充满着气体，在X线和CT检查中都是能够透光的结构，在最终的成片中显示为黑色。但是，当正常的肺泡结构被破坏，或肺泡内出现大量的液体，肺泡的密度会增高，因而透光性变差，在X线和CT检查结果中就会表现为一种烟雾笼罩的白色。随着肺部受到破坏的范围逐渐扩大，出现白色的范围也随之扩大，当白色覆盖至少一半肺时，通常在临床中就被称作白肺。就像是在皮影戏当中，有人偶在的地方会遮挡住后方的光线，于是在幕皮上会投去阴影，而白肺中破损塌陷的肺泡结构就类似于不透光的"人偶"，在X线和CT检查结果中"投"去白色阴影。

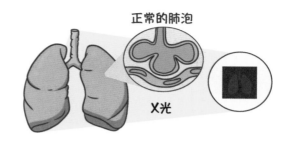

正常的肺泡

X光

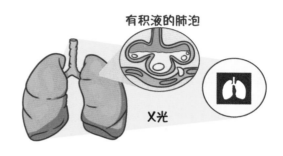

有积液的肺泡

X光

当患者出现白肺结果，就代表着他的肺部病症可能已处于一个较为严重的状态。与白肺对应的病症主要有4种：严重的肺水肿、肺不张、肺梗死以及重症肺炎。对于感染新冠病毒的患者，其肺部出现严重的炎症，并可能合并有细菌感染，肺泡被炎症的渗出物堵塞充满，导致患者严重缺氧，这时需要机器来辅助通气。对于重症白肺患者，其死亡率较高。

目前针对白肺的治疗手段包括抗病毒治疗、抗凝治疗、激素抗炎、呼吸治疗等。病情早期的抗病毒治疗可以使用相应的抗病毒药物，包括阿兹夫定、利托那韦（Paxlovid）；对于患有白肺的患者，不必过度担心，如果你的自身体质良好，也没有其他基础疾病，在出现病症的早期就得到了诊断和有效的对症治疗，就很有可能达到完全治愈而不影响生存。

双肺阴翳——肺浸润影

肺浸润影是感染新冠病毒后，可能出现的较为严重的症状。对于新型冠状病毒感染患者来说，脓液、水肿、血液、破损细胞，这些物质的密度都会大于空气，当它

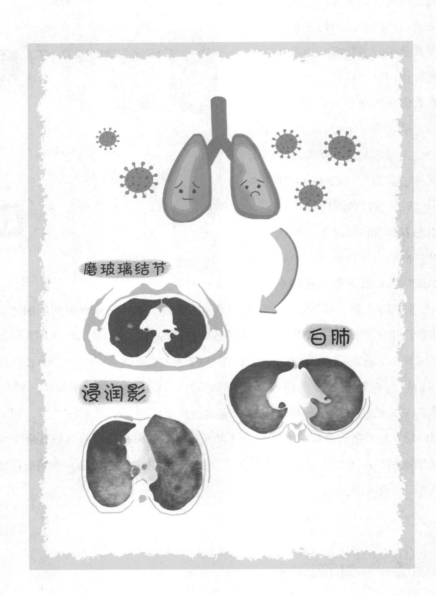

磨玻璃结节

浸润影

白肺

们存在于肺实质内时，肺部浸润影也会因此出现。一般而言，肺浸润影往往提示着我们——肺组织出现了异常。引起肺浸润影的原因有很多，其中最为常见的是病毒、真菌或细菌的感染，新冠病毒便是一个很好的例证。这些感染性物质侵入我们的肺部，引发炎症感染等一系列病理过程，在影像检查上就会体现为浸润影。除肺炎以外，尘肺、肺癌这些典型的肺部疾病，也会出现浸润影的现象。当我们通过影像学检查发现有浸润影的存在，会进一步通过抽血进行血常规等一系列的实验室检查，再加上影像学检查结果中的特征指标，来分析导致肺浸润影的原因。

小 贴 士

　　磨玻璃结节、白肺、肺浸润影都是新冠病毒感染后可能出现的影像学特征，大家不必过度惊慌，在获得最终诊断后，保持乐观、积极的心态，配合医生开展对肺部源疾病的针对性治疗。

脖子上的"蝴蝶结"生病了

怎么我也有甲状腺结节

小吕在学校年度体检时接到了一张检查单，让他的脸色由喜转忧，心情也变得沉重不安。原因是他发现自己的甲状腺存在一个可探及的结节，大小约为 4 mm×3 mm×2 mm，形状不规则，边缘模糊，让医生怀疑其为甲状腺结节。不仅是小吕，随着人们对健康的关注程度不断提升，以及医疗技术的快速发展，越来越多的人，特别是年轻人，在体检中也常发现存在甲状腺结节或结节性肿大等情况。那么，究竟什么是甲状腺结节？让我们来一探究竟。

"蝴蝶结"上生出的小结——什么是甲状腺结节

甲状腺是一个像"蝴蝶结"一样的器官，位于我们的脖子前部，可分泌甲状腺激素，是控制身体新陈代谢的主要腺体之一。甲状腺还可以通过产生降钙素调节人体内的钙平衡，具有促进生长发育、影响代谢等作用。甲状腺里出现结节，就像甲状腺上长了一颗颗"小石头"，有时候一个，有时候多个，有时候大，有时候小。

"甲状腺结节"是指各种原因导致局部甲状腺细胞生长异常，使甲状腺内出现一个或多个组织结构异常的团块。通俗来讲，就是甲状腺里某个部分的细胞长得过多而形成了一个小"疙瘩"。甲状腺结节可以分为良性结节与恶性结节。良性结节可以是增生性或炎症性结节，也可以是良性肿瘤；而恶性结节就是我们所说的甲状腺癌，具体还可以再分为甲状腺乳头状癌、髓样癌。

甲状腺结节出现的原因还不完全清楚，但是有些因素可能会让它们变得更有可能出现。例如，如果你的家族里面有人曾经得过甲状腺结节，那你可能也会有更高风险。此外，沿海地区食用海鲜较多，海鲜都是高碘食物，碘摄入得过多，会造成结节的发生率增高。同时，不健康的生活方式，如吸烟、缺乏运动、不良的饮食习惯等也可能会增加甲状腺结节的发生率。

大多数甲状腺结节是无症状的，也就是说，它们不会引起明显的不适。但有时候，当结节增大或者有多个结节时，它们可能会对甲状腺的功能产生影响。如果压迫到食管、气管等，可出现相应的症状，如吞咽困难、呼吸困难及声音嘶哑等。如果甲状腺结节合并甲状腺功能亢进，会有心慌、心悸、脾气暴躁、失眠等症状；合并有甲状腺功能低下时，会有畏寒、怕冷、易疲劳等症状。

擦亮双眼——及时发现甲状腺结节

对于普通人来说，在日常生活中，如果感到自己的甲状腺肿大，在甲状腺上能够明显触及小"疙瘩"，或者伴有咽痛、声音嘶哑、吞咽困难、呼吸困难等症状，我们应及时就医寻求医生的专业诊断，尽早发现甲状腺结节。那如何通过自查发现甲状腺结节呢？其实可以用简单的4个步骤——"一坐、二看、三摸、四吞咽"——做一个简单的自查。其中，第一步为端正坐于镜前；第二步为观察自己的脖子是否较往常有

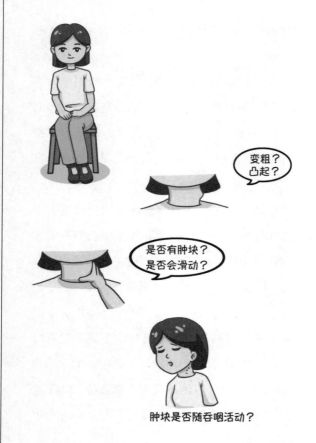

变粗？
凸起？

是否有肿块？
是否会滑动？

肿块是否随吞咽活动？

变化，比如是否变粗了，又或是有凸起；第三步为用拇指及其他四指分别放在气管两侧，用指腹轻放在皮肤上触摸，感受是否有肿块，肿块是否滑动；第四步为尝试吞咽口水，感受一下是否有肿块，同时也看一下肿块是否随吞咽上下活动。

去到医院后，临床上甲状腺结节常用的诊断方法包括：甲状腺超声检查（彩超）、血液化验检查、甲状腺功能检查、甲状腺CT检查、声带超声检查或喉镜检查等。临床上应用最多的是甲状腺超声检查，甲状腺位置相对固定，且较为表浅，通过超声检查可以对甲状腺的情况进行详细且准确的评估。

巧夺智斗、重拾健康——甲状腺结节有哪些治疗和预防方式呢

巨大的甲状腺结节伴有压迫症状、已经继发甲状腺功能亢进或穿刺结果确定恶变的甲状腺结节，应及时采用外科治疗手段，包括手术切除及放射性碘同位素治疗。在接受治疗后，由于甲状腺完全或部分缺失，甲状腺自身内分泌功能、调节功能严重受损，在术后需要长期或终身服用甲状腺素类药物（如优甲乐），并进行定期随访和复查。

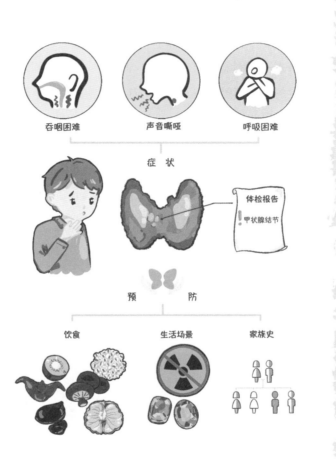

吞咽困难　　声音嘶哑　　呼吸困难

症　状

体检报告

甲状腺结节

预　　防

饮食　　　　生活场景　　　家族史

对于甲状腺结节的预防可以从以下几个方面做起：在饮食方面，避免碘元素的过量摄入，高碘饮食与包括甲状腺结节在内的甲状腺疾病有一定的关系，少食用十字花科植物，如白菜、甘蓝、芥菜、萝卜等，少吃过度加工食物，多吃天然食物，适量摄入菱角、油菜、芥菜、猕猴桃等具有消结散肿作用以及香菇、木耳、核桃、薏米等具有增强免疫力作用的食物；在生活场景方面，减少接触电离辐射，因为电离辐射会给甲状腺等浅表器官带来不利影响，导致恶性肿瘤发生率上升。同时，应注意一些珠宝首饰也存在一定剂量的天然辐射；在家族史方面，对于家里有亲属曾患甲状腺癌的人群来说，应关注自己的甲状腺健康状况，可通过定期检查预防甲状腺结节的发生。

小 贴 士

▶ 甲状腺结节的症状：颈部前下方甲状腺处，出现可触及的小"疙瘩"，严重者可伴有声音嘶哑、吞咽困难甚至合并甲状腺功能亢进（甲亢）症状。

▶ 甲状腺结节的治疗：对于良性结节，保持定期监测；对于恶性结节，及时采取手术治疗。

▶ 甲状腺结节的预防：从饮食、生活场景、家族史角度开展有效预防，避免碘元素的过量摄入，少食用十字花科植物，减少接触电离辐射。

听说甲亢"偏爱"年轻人

医学生小吕最近面临繁重的期末考试任务，在紧锣密鼓地复习备考，他在看书的时候，经常感觉双眼胀痛，坐在书桌前经常感觉心慌气促、焦虑烦躁，他以为自己是过度紧张了，调整一下心态就万事大吉。并且他最近食欲大增、大吃大补，想着补充营养以更加充沛的精神状态去迎接考试，但是事与愿违，他越吃反而越瘦，再加上脖子感觉发紧、怕热流汗。这一系列反常的症状让小吕意识到了自己不是简单的"考前焦虑"，而是身体在向自己报警，于是他来到医院就诊。当他向医生诉说完自己的症状后，医生告诉他可能患有甲亢，需要进一步的检查。小吕很困惑，到底什么是甲亢呢？什么因素导致他患上了甲亢？又该怎么治疗呢？

脖颈上的"蝴蝶结"生病了——何为甲亢

在我们颈部的前下方，具体来说是喉结的下方，有一个质地柔软、形似"蝴蝶结"的内分泌器官——甲状腺。它是我们人体中最大的内分泌器官，通过分泌甲状腺激素等一系列不可或缺的激素，调控着我们人体的新陈代谢，促进我们的生长发育，对维持人体正常的生理功能起着重要的作用。但是如果甲状腺激素不正常地持续合成并过度分泌，会导致甲状腺功能的亢进，也就是我们常说的"甲亢"。甲亢的发生可以波及各个年龄段，呈现"重女轻男"的现象，尤其是处于青春期和绝经期的女性，因为女性内分泌状况会受到月经周期的影响和干预。另一方面，年轻人的学习、工作、生活、家庭等多重加压，也使得甲亢更加"偏爱"年轻人。

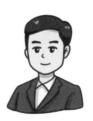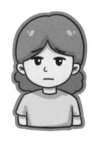

内分泌受到月经周期影响

甲亢的症状涉及我们人体的多个系统，有诸多明显且典型的表现：从甲状腺上看，甲亢患者的甲状腺无论是看上去还

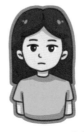

生活压力大

是摸上去都呈现肿大的状态，摸上去质地柔软抑或是坚韧，但感觉不到痛，甲状腺上下两极触摸上去有微微震颤的感觉；从眼睛上看，甲亢患者眼部有很明显的异物感，有膨出、胀痛的感觉，并且对光敏感，畏光流泪，视力也会有所下降；从新陈代谢的角度，甲亢患者的代谢率很高，外化出的症状便是乏力消瘦、怕热多汗，摄入食物的能量很快被代谢消耗掉，于是就会像小吕一样"越吃越瘦"；从神经系统角度看，甲亢患者脾气较为暴躁、焦虑紧张，也容易失眠、注意力涣散；从内分泌系统角度，对于女性甲亢患者，会出现月经周期延长、月经量减少，甚至闭经，对于男性甲亢患者，会出现异常的乳房发育、阳痿等症状。

由果析因——哪些因素会导致甲亢

甲亢的诱发因素来自诸多方面，总结归纳起来可以分为4类：压力与精神刺激、先天遗传因素、碘的摄入量、自身免疫因素。

从压力与精神刺激角度来看：长时间经受过重的压力或受到突然且强烈的精神刺激，会容易导致甲亢的发生，诸如繁重的学业考试压力、工作中庞大的工作量这一类过重压力，导致肌体的过度劳累，再比如悲伤、恐慌、愤怒、担心、紧张等引起强烈情绪起伏的精神刺激。这些因素造成包括甲状腺在内的内分泌系统分泌失调，导致甲亢的发生，很多甲亢患者在叙述自己的病情时都可以归咎为——因"生气"而生病。从先天遗传角度来看：甲亢有着明显的遗传特征，母亲患有甲亢的情况下其子女患病的风险会有所提升；在家族史中有甲亢患者的，其直系、旁系亲属的患病率、复发率都会升高。从碘摄入量来看：碘摄入过多是引起甲亢的主要因素之一，尤其是在沿海地区，海鲜摄入量过多的人群体内会有过量的碘，而碘是甲状腺激素合成的重要元素，随着体内碘含量的增加，甲状腺激素合成分泌过度，导致甲亢的发生。从自身免疫角度来看：肌体免疫功能异常，合成产生了针对甲状腺的抗体，如促甲状腺激素受体的抗体，该抗体与甲状腺中的促甲状腺激素受体特异性结合，进而刺激甲状腺异常过度合成和分泌甲状腺激素，导致甲亢。

"药"到病除——甲亢的治疗方式

甲亢的治疗方式主要有3种：口服药物、外科手术、放射性碘同位素（^{131}I）治疗。通过让患者口服抗甲状腺药物，可抑制甲状腺激素的合成，较快地改善甲亢的症状，且不容易出现甲减的症状。但口服药物的缺点是疗程长，治疗过程中出现肝损伤，停药或减量后复发率较高。通过外科手术切除部分甲状腺，可较快且直接减少甲状腺激素的生成，迅速缓解甲亢症状，术后复发率较低，但过多地切除甲状腺体会导致永久性的甲减；^{131}I可通过射线杀伤一部分甲状腺组织，达到类似甲状腺切除的效果，因此被称为"不开刀的手术"，方法简便且治愈率高，但不适用于妊娠和哺乳期的妇女，因为会导致胎儿或婴儿甲状腺功能的减退。

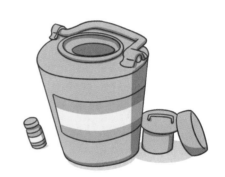

碘-131："不开刀的手术"

呵护有加——甲亢的日常管理

甲亢患者首先要在生活中保持放松愉悦的心情，不要认为自己得了严重的疾病而给自己过多的精神压力，丢掉包袱、调整情绪；其次，按时服药，积极有效地控制病情的进展；第三，定时复查，通过复查判断病情恢复程度，并据此确定、调整服药的最佳剂量；第四，规律日常饮食及作息，避免过度劳累，多注意休息，同时合理化膳食结构，少吃含碘量丰富的食物，比如海带、紫菜等海产品。

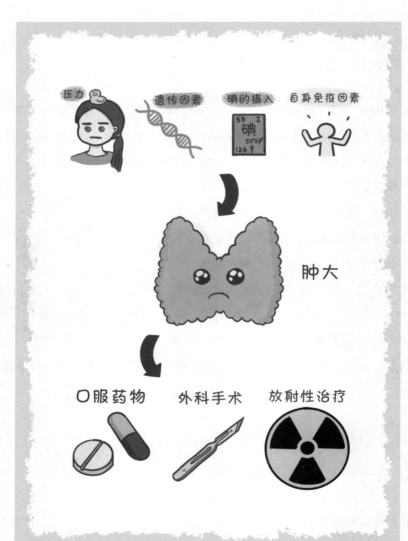

小 贴 士

► 甲亢的症状：甲状腺肿大、眼睛胀痛、心悸、怕热流汗、消瘦等。

► 甲亢的诱因：压力与精神刺激、先天遗传、碘过量摄入、自身免疫。

► 甲亢的治疗：药物治疗、外科手术、放射性碘同位素（^{131}I）治疗。

► 甲亢的管理：调整心情、按时服药、定期复查、合理膳食、规律作息。

谨防这些"姿势病"

远离颈痛，莫做低头族

"咔咔——"埋头工作一上午的小满终于忍受不住颈部的疼痛，起身活动了一下脖子。最近学业繁重，日日伏案读书，小满发现自己的颈部经常疼痛，转头时疼痛得更加厉害，还伴随着有些转头不利索，稍一活动脖子就发出"咔咔"的抗议声。小满心里念叨着我这脖子怎么好像出问题了，我才20多岁呢！期末周结束之后，他终于来到医院寻求医生的帮助。

低头族的痛——颈痛缘何而起

随着电子科技越来越发达，手机、电脑的功能日益强大，随处可见低头专注玩手机或者使用电脑工作的年轻人们，他们被形象地称为"低头族"。北京一项的调查显示，青少年颈部疼痛发生率高达60%。《英国医学杂志》发表的一项研究表明，全球范围内颈部疼痛的人数从1990年的1.6亿增加到2017年的2.8亿，中国每10万人中就有

5 000个颈部疼痛的患者。什么原因导致了颈部疼痛如此高发呢？我们的颈椎凭"一己之力"承担起了头部的全部重量，当倾斜角度为0°时，它的负担仅为5 kg，而当低头看手机或采取其他不良姿势时，前倾角可以达到60°，由于重力和杠杆的双重作用，颈椎和颈部肌肉就要承受25 kg以上的重量，相当于在脖子上挂了3个大西瓜！

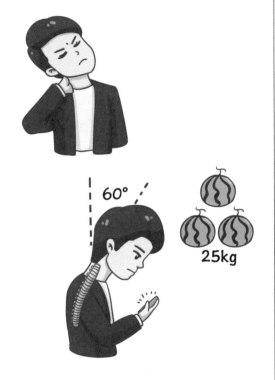

长时间低头玩手机、长期"葛优躺"以及持续的错误坐姿都有可能使颈部肌肉处于紧张状态而引起退变，从而引发颈痛。小满由于长期伏案工作，颈椎长时间保持低头位，在反复刺激下，脊柱、椎间盘及韧带受到持续负载，颈痛就自然出现了。

"X 战颈"——应对颈痛有几招

当下颈痛的发生似乎越来越普遍，是不是代表着这已经成为一个很正常的现象，不需要进行干预呢？其实不然，绝大部分颈痛是颈椎病的前期表现，这其实是身体向我们发出的一种警告信息！如果颈椎有问题却不治疗，第一个最主要的危害是压迫神经。颈椎以上的神经支配掌管着所有头面部的结构，包括耳朵、眼睛、表情肌等等，一旦这些神经受损，可能会导致耳鸣、头晕、眼前发黑等问题。第二个危害是可能导致椎动脉供血不足，引起心慌、胸闷、血压不稳定等。另外，长时间的供血不足可能导致神经本身兴奋性的改变，这时候很多人会出现失眠、抑郁、焦虑等情况，会对心、脑的功能造成比较大的损害。那么，我们到底应该如何应对颈痛呢？

第一招：端正坐姿，舒活筋骨

坐姿要尽可能直立端正，比如在面对电脑或者显示器时要尽量看前方，而不是长时间扭着头工作。还要避免长时间低头或者肩颈长时间保持一个姿势不动，工作30～40 min就要站起来活动，让肌肉缓解一下疲劳。

第二招：防止冷风偷袭，保持颈部温暖

颈部受凉、受风都容易导致颈痛，夏季在空调房要避免颈部受空调冷风直吹，可以准备一件薄外套或毯子保暖。秋冬季节保护好颈部，及时穿上高领毛衣，围上围巾。

第三招：纠正睡觉姿势，高枕未必无忧

睡姿也很重要。趴着睡、窝在懒人沙发里睡、用很高的枕头、睡很软的床……这些都是不正确的姿势，会在日复一日的累积中损害颈椎健康。特别强调一点，那就是枕头的选择，可以根据习惯的睡姿选择枕头，习惯仰卧的人，枕"头"的高度最好是一拳的高度，而支撑脖子的地方，要比你的拳头再高上3～5 cm；习惯侧睡的人，枕头支撑脖子的部分最好和一侧肩宽等高。

第四招：放松保健操，健康动出来

最后，教大家一套利用碎片时间就能做的颈部肌肉放松保健操，每天坚持，远离颈部疼痛。用一只手固定在桌子或者椅子的侧面，另一只手绕过自己的头顶，扶在固定侧耳朵上方，然后缓慢向另一侧去做拉伸。动作技巧有几点。第一要身体挺直。第二要肚子收紧，就是收紧核心肌群。另外，在上身保持挺直的状态下朝侧向拉伸，而且动作要慢，尽可能越慢越好，直到在某一个位置感觉肌肉紧张，有明显的拉扯感时，停留在这里，至少保持30 s，最长可以到1 min，然后缓慢地数5个数后回正。这是一次完整的拉伸动作。这套颈部放松保健操的要点是收紧核心，挺直躯干，肌肉要有紧张感，拉伸的动作要慢，时间要做足。

总结来说，针对颈部疼痛，第一步是预防，尽可能减少不良刺激的累积。第二步是日常训练放松，如果有问题一定要尽早干预治疗，同时颈椎和腰椎也要同步关注，腰椎的维护对于颈椎健康也是至关重要的。

应对颈痛

第一招

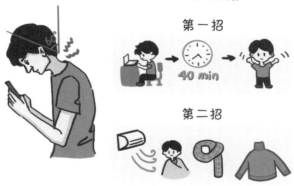

40 min

第二招

第三招

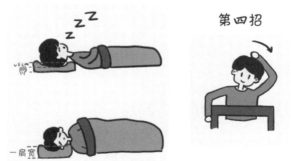

ひらか

一肩宽

第四招

别让腰椎间盘成为最突出的那个

"哎呀——"在完成了一整天的文献阅读工作之后，小夏终于直起了自己的背，大大地伸了个懒腰。但是小夏突然觉得自己的腰特别疼，腿也有点麻麻的。"我该不会年纪轻轻的就腰椎间盘突出了吧？"小夏赶紧来到医院寻求医生的帮助。

你为什么那么突出，我的腰椎间盘

首先，腰椎间盘突出受遗传因素的影响。父辈子辈、兄弟姐妹有腰椎间盘突出症的人，会比正常人更有发生腰椎间盘突出症的倾向性。除此之外，外伤也是引起腰椎间盘突出的重要原因，青少年在踢球、举重、弯腰负重时，突然的扭转、屈曲、暴力容易导致外伤性的椎间盘突出。最为重要的是，久坐是导致腰椎间盘突出的重要"刺客"，长时间坐立使腰椎间盘承受的负荷最大，长期弯腰负重、长期久坐的人腰椎间盘压力最大，更容易发生腰椎间盘突出。小夏具有长期久坐处理工作的习惯，腰椎间盘所承受的负荷过大，是发生腰椎间盘突出的高危人群。口说无凭，一起来看看生活

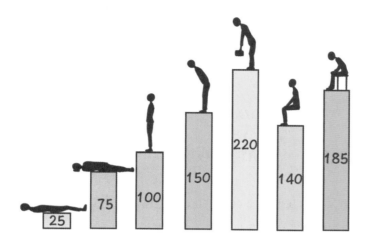

不同姿势的腰部受力（单位：千克）

中的各种姿势对腰椎的压迫值。保持坐姿身体前倾时，腰椎的负荷能达到近200 kg，相当于把一只猪挂在了腰上！

拿什么拯救你，我的腰椎间盘

目前腰椎间盘突出的治疗方法主要有保守治疗、介入治疗、微创治疗、手术治疗4种。其中，保守治疗和微创治疗的应用最广，是治疗的主要方法。保守治疗主要有腰椎牵引、理疗、按摩、针灸、锻炼等方法。腰椎牵引可缓解肌紧张，减轻机械压力，减轻神经水肿和炎症，从而起到缓解疼痛的作用。腰椎牵拉还可增加脊柱的活动度，有利于腰椎的功能恢复。但是，仅仅靠腰椎牵引能使突出的腰椎间盘"归位"吗？其实不能，腰椎的结构是非常紧密和强大的，加上周围力量强大的肌肉，想使椎间隙张开到足以让椎间盘归位的程度，单纯的腰椎牵引力量远远不够。不过，腰椎牵引是最基础的治疗，为了提高疗效，常常需要和理疗相配合，理疗的方法包括红外线、经皮电刺激神经疗法。按摩是一种被广泛接受的疗法，腰部按摩要避免2个误区，一是按得越痛越好，二是扳得"越重、越响"越好。按摩的作用是活血、通络、止痛，适当的力度即可。特别要提醒的是，一定要去正规医院进行推拿按摩，以避免错误的手法造成更大的损伤。

腰椎间盘护卫队——如何预防腰椎间盘突出

第一，拒绝久坐。我们每坐 40 ～ 60 min 就站起来走几步，做下伸展运动或者扭扭腰等，这样可以缓解我们腰背肌的疲劳并使腰椎压力重新分布，避免腰椎长时间负重，有利于保护我们腰部。

第二，禁止过度弯腰。需要弯腰取重物时，先将腿弯曲，蹲下，避免腰部过度弯曲，减轻腰椎负重，减少腰椎突出的可能。

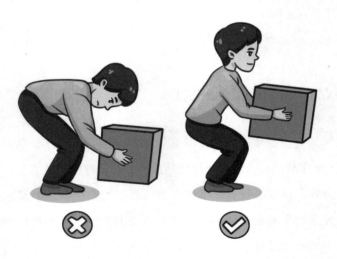

第三，做好保暖，合理使用空调。避免腰背部受凉、潮湿（潮湿寒冷会导致小血管收缩，腰背肌痉挛，使椎间盘压力增加），可以在专业指导下适当做腰部的按摩和推拿，促进血液循环，缓解腰背肌的疲劳。

第四，减少穿高跟鞋的频率。女性长期穿着高跟鞋走路时，为了保持身体的平衡，会主动把腰杆挺直，腰部一直往后压，如果长时间保持这样的姿势，腰部的肌肉受到压力，时间久了就会让腰部过度疲劳。

第五，加强腰背肌力量。日常生活中我们可以选择慢跑、游泳、做抱膝动作等锻炼腰背肌肉力量。两侧强有力的腰背肌可以稳定脊柱，防止腰背部软组织的损伤和劳损，减轻腰椎负荷，增加局部血液循环，减慢腰椎退变的过程。

第六，一起来学习几个有助于缓解腰椎疼痛的动作。首先，话说在腰痛界有本秘籍，职场精英必备，专治腰背痛，它就是传说中的——"小燕飞"。在地面或硬板床上，俯卧→吸气→头、颈、胸及双腿同时抬高，两臂向后伸，仅腹部贴着床，使身体呈反弓形→呼气→还原；或在腹部垫一个枕头，将头、腿抬到和腰椎在一条直线上即可。它可以加强腰背肌力量，分担椎间盘的压力，从而缓解腰痛症状。再者，倒退走路也是一种好方法。倒退走路时，我们会自然地保持脊柱后伸、骨盆后倾的重心向后的姿态，因此能够在一定程度上纠正驼背，缓解腰椎间盘突出引起的腰痛。但是，倒退走路的时候一定要注意安全哦！

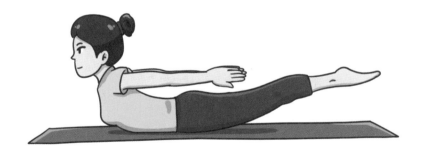

警惕健康刺客——"久坐"危害知几何

久坐对健康到底有什么危害？研究显示，长期久坐不仅会增加身体健康的风险，而且还会带来抑郁、焦虑等心理健康的风险。在世界卫生组织（WHO）2020年发布的《关于身体活动和久坐行为指南》当中也特别强调要尽可能减少久坐。之前在一项针对22万人的大型研究中发现，即便满足了WHO的运动指南，每天久坐达到10 h以上的人比起久坐不到4 h的人来说，其总死亡率的风险增加了40%。

那么，对于不得不久坐的上班族来说，如何减轻久坐带来的健康风险至关重要。有哪些可以利用的办公室锻炼小技巧呢？

总的来说有两个方面：一方面是增加走动的机会；另一方面是减少久坐的时间。

增加走动的机会，我们可以把打印机、饮水机设置在离自己工位比较远的位置。通过这样的方式可以增加走动的次数以及时间。另外，也可以采用和同事面对面交流而非微信或者打电话来增加走动的机会。

减少久坐的时间，我们可以通过站立式开会，利用升降式的办公桌椅进行站立式办公等来减少久坐的时长。

此外，行为绑定法也是一个实用方法，即设定一个规则：在某行动之后绑定做一定运动。这个方法对于养成新习惯来说非常好用，比如制订规则"去倒完水之后就做一定的拉伸"，或者"当看到电视出现广告的时候就做几个俯卧撑或站起来走动一下"。类似于这样的方式可以增加一定的活动量，同时减少久坐的时长。

小夏听取医生的建议，经常走动，并联合腰椎牵引、理疗等方式治疗，腰椎间盘突出的问题逐渐得到了改善。

> **小 贴 士**
>
> ▶ 端正坐姿，减少久坐多走动，缓解腰椎压力。
> ▶ 保持温暖，勤锻炼，"小燕飞"飞走腰椎疼痛。

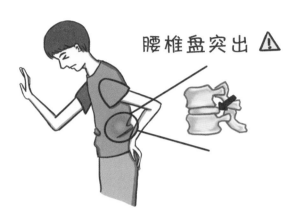

腰椎盘突出 ⚠

久坐 ⊗

过度弯腰 ⊗

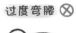

腰背部受凉 ⊗

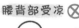

频繁穿高跟鞋 ⊗

加强腰背肌力量 ✓

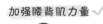

"胃"您健康，知我"肠"情

胃！你还好吗

小林最近遇上了大喜事——升职加薪了！随之而来的是更多的应酬，但这也没有浇灭他的干劲，他依然经常加班到深夜，忙起来饭都顾不上吃，总是随便吃两口方便面，等夜里饿了再大吃一顿油炸食品当夜宵。这几天小林时不时感到胃痛，起初他想忍忍算了，没想到症状越来越严重。在家人的劝说下，他终于来到医院做了全面检查。

那么，胃病究竟是怎么形成的？我们应该如何预防和治疗呢？

挂在嘴边的胃病，你真的上心过吗

我们生活中常说的"胃病"是与胃相关疾病的统称，其中包括胃炎、胃溃疡、胃癌等不同性质的疾病，但它们常常有相似的症状，胃痛、胃酸、胃胀气、消化不良等是非常常见的胃病症状。由于饮食、生活习惯、环境、幽门螺杆菌感染等因素的影响，很多人都可能有胃病的困扰。如果放任不管，长期的胃炎、胃溃疡、幽门螺杆菌感染以及不良的生活习惯会增加患上胃癌的风险。那么，当代年轻人的生活习惯中，有哪些是诱发胃病的危险因素？来看看你中了几条！

（1）不规律的饮食习惯：不吃早餐、暴饮暴食、晚餐过量等都可能导致胃部负担加重，诱发胃病。

（2）不健康的饮食嗜好：过多摄入油炸、辛辣食物，长期大量饮酒，都可能刺激胃黏膜，引发胃病。

（3）高压的工作和生活环境：长时间的紧张、焦虑和压力会导致消化系统紊乱，从而影响胃的正常功能。

（4）缺乏锻炼：久坐、缺乏运动会导致身体新陈代谢减缓，影响胃肠道蠕动，加重胃病发生的风险。

（5）作息紊乱：长时间熬夜会导致内分泌失调，影响胃肠道的正常功能。

其中，年轻人最常见造成胃病的危险因素是快餐、外卖等饮食方式。现代城市生活节奏快，很多人觉得自己做饭麻烦，殊不知外卖和快餐通常高油高盐，对身体健康并不好。此外，比较常见的伤胃习惯是饮酒。喝酒对胃黏膜的破坏作用非常大，酒精会直接攻击胃黏膜上皮的脂蛋白层，进而造成胃黏膜上皮细胞坏死，长此以往会导致胃溃疡、胃出血等严重的疾病。

虽然并不是所有的普通胃病都会发展成为胃癌，但长期慢性胃炎、胃溃疡、肠化生、幽门螺杆菌感染等因素会增加患癌的风险。因此，年轻人应该养成良好的生活习惯，定期进行体检，及时发现并治疗胃病，以降低患上胃癌的风险。

胃不舒服不能"忍一忍"

胃病非常普遍，几乎每个人都可能在一生之中某个时候患上胃病，所以很多人认为胃不舒服忍一忍就过去了，或者自己凭经验吃点药，症状缓解之后就没事了。但实际上，在症状出现时要明确病因，和其他疾病鉴别开来，再根据疾病类型进行合理的处理和治疗。

胃痛、胃酸、胃胀气等症状在日常生活中比较常见，大部分情况下是消化不良或胃炎引起的。胃酸过多是非常常见的胃病，每个人或多或少都有过反酸的经历。当偶然出现反酸、烧心等症状的时候，可以吃碳酸铝镁等抗酸药应急。如果长期反酸、烧心，请及时去医院诊室就诊。

但在某些情况下，胃痛可能是一些更严重疾病的征兆，例如胃溃疡引起的出血、胃肠道梗阻等。另外，胃癌的早期症状很容易被忽视，当胃痛反复出现时，我们更应警觉并尽早就医确诊。

需要注意的是，胃痛也有可能不是胃病引起的，应该将这些体征和急性心肌梗死、肝炎、胰腺炎等疾病的体征进行区别。为什么看起来跟胃没有关系的器官生病了，疼的却是胃呢？这是因为人体内的器官相互联系，共同组成一个复杂的生理系统，与胃相邻或受相同感觉神经支配的器官疼痛时，大脑会觉得胃也在痛。

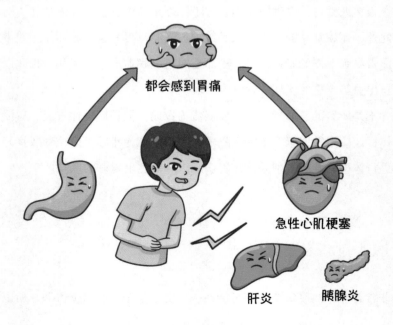

因此，出现胃痛等症状时，应及时就医，医生会根据症状和体征进行详细检查，如内镜检查、胃肠道钡餐检查、超声检查等，确保找到病因并进行合适的治疗。如果疑似患上胃癌，还需要进行胃镜下活组织检查。

防患于"胃"然，其实很简单

作为自身健康的第一责任人，我们要保持良好的饮食习惯、生活习惯并调整好心态，这些都是预防胃病的重要措施，比如不暴饮暴食、不过度饮酒、戒烟、保持充足的睡眠、避免情绪波动等。同时，要避免长时间空腹和过度节食，过多分泌的胃酸没有食物消化会损伤胃黏膜，容易引起胃病。此外，注意胃部的保暖也是非常重要的，尤其是在寒冷的冬季，要避免腹部着凉。

除了规律健康的生活以外，定期体检也是非常必要的。体检可以将疾病在早期还没有出现症状的时候筛查出来，并及时治疗处理，避免更大的危害。有些患者做胃镜时报告上写着萎缩性胃炎，就怀疑自己是否马上要得癌症了。这点大家可以不用过度焦虑，萎缩性胃炎是非常常见的，虽然被称为癌前病变，但是只有1%的萎缩性胃炎最终会转化为胃癌。只要积极复查，健康生活，绝大多数都不会发展成恶性疾病。

还有很多朋友体检时查出来幽门螺杆菌阳性，在疑虑是否需要接受治疗。一般情况下，幽门螺杆菌会对胃黏膜造成损害，从而引起胃溃疡，当然也有部分幽门螺杆菌感染后没有出现胃黏膜损伤的症状。但需要清楚的是，一旦感染幽门螺杆菌，人体是无法自愈的，往往只能通过药物治疗才能达到治愈。若对体内的病菌置之不理，浅表性胃炎可能进展到慢性萎缩性胃炎，甚至到不可逆转的肠化生，最终走向胃癌。因此，根治幽门螺杆菌感染是防止胃萎缩进展的重要手段，建议及时干预治疗，阻止胃黏膜进入不可逆的点。同时，在治疗时一定要遵医嘱按时服药，尽量在一个疗程中根治成功，否则可能有抗生素耐药，对后续治疗不利。值得一提的是幽门螺杆菌需要在高湿度、恒温、微氧的环境下生存，因此幽门螺杆菌携带者吃饭的碗盘、筷子上有概

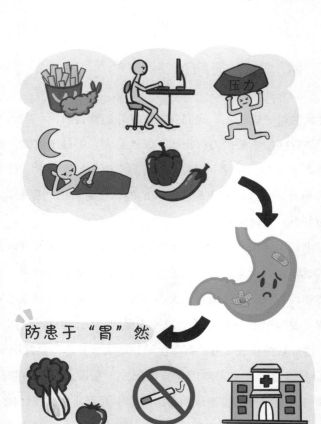

防患于 "胃" 然

率附着病菌，用被污染的筷子相互夹菜可能有传染病菌的风险。使用公筷可以将这种风险降到最低哦。

如果已经患上了胃病，要严格按照医生的建议进行治疗，也要注意饮食和生活方式的调整。避免辛辣刺激食物、高脂肪食物、过冷或过热的饮食等，同时要养成定时定量、慢慢咀嚼食物的好习惯。

> **小 贴 士**
>
> ▶ 胃病的症状：胃痛、胃酸、胃胀气、消化不良。
>
> ▶ 胃病的治疗：从饮食、生活场景开展有效预防；及时就医，遵医嘱。

你"不屑一顾"的大便，竟是健康警示灯

近期，小明总感觉肠胃不适，便秘和腹胀困扰着他。有一次，他不经意间看到自己的大便，颜色很深，又干又硬，还有一颗一颗像羊粪一样的物体。他上网查找资料才知道：大便的颜色、性状等都可能暗示潜在的健康问题。于是他开始注意观察自己的大便。此外他还了解到，调整饮食习惯、多喝水、增加蔬菜和水果的摄入，有助于改善便秘。从那以后，小明更加注重保持良好的生活习惯和健康饮食，大便也恢复了正常。

大便的颜色能显示健康状态

民以食为天，而所有食物都经由消化道消化吸收最后形成大便排出，所以大便的形状、颜色等特征可以揭示许多关于我们健康状况的信息。在春秋末期"卧薪尝

胆"的故事中，就有传说越国国王勾践为了取得吴国国王夫差的信任，亲自尝夫差的粪便，"苦且酸楚"说明病快好了。"二十四孝"中也有"尝粪忧心"的故事。古人的故事提示我们，大便的性状是身体健康的"哨兵"。当然，现代医学的进步让医生们可以通过化验的科学方法直观地得到患者的粪便信息，不再需要"卧薪尝胆、尝粪忧心"。然而，在疾病刚刚发生或者将要发生的时候，对于大便的观察和自我判断同样能起到预警的作用。

正常大便通常是黄色或黄褐色的，形态适中，不会太干也不会太稀，呈现中指手指粗细的长条形状。

暗红色或者黑色的粪便提示消化道里有出血，便血的颜色取决于消化道出血的部位、出血量与血液在胃肠道停留的时间。暗红色大便一般是由下消化道出血导致的，而上消化道出血时由于血液在肠道内停留时间较长，血红蛋白中的铁变为黑色的硫化亚铁，因而形成了黑便。如果粪便里有鲜红色的血很有可能是痔疮引起的。消化道出血可能与溃疡有关，如果粪便经常带血，请勿当作正常现象，而应该重视起来，及时处理。值得注意的是吃了西瓜、辣椒、火龙果等红色食物后大便可能也呈现淡红色，这是正常现象，会自行消失，不必过于紧张。

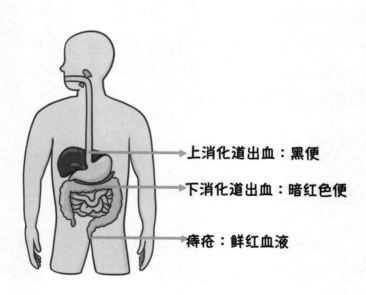

上消化道出血：黑便

下消化道出血：暗红色便

痔疮：鲜红血液

当粪便表现为灰色或者灰白色的时候，这种现象往往会把人吓一跳。这种粪便可能是胆汁分泌减少导致的，往往是由肝病、胆结石或胰腺疾病造成。当粪便出现这种情况的时候切勿掉以轻心，请及时前往医院查明病因。

大便性状知多少

大便的异常形态改变往往与消化道疾病有关。消化道疾病总的来说一共分以下几种：首先是比较常见的便秘，其次是消化不良疾病，另外还有消化道出血性疾病、消化道炎症、消化道肿瘤等。这些疾病都会造成大便的形状、颜色发生改变。及时留意这些信号能早发现、早治疗，对身体健康有着积极的意义。

硬结的大便一般提示便秘，这与缺乏水分、纤维摄入不足或生活方式不健康有关。与便秘同样常见的是腹泻，也就是俗称的拉肚子，往往表现为粪便形态松散或者呈水样便，并且排便前有腹痛。普通的腹泻是可以自愈的，但是当腹泻长时间不好或者过于严重的时候，还是应该及时前往医院就诊。

当粪便在很长一段时间内都是水样便或者黏液便的时候，这可能提示发生了炎症性肠病。炎症性肠病除了腹痛腹泻、粪便形态出现改变之外，可能还伴有关节疼痛等症状。如果怀疑炎症性肠病，需要在医院做肠镜确诊。

消化不良也是非常常见的。在我国，乳糖不耐受是非常常见的消化不良疾病。乳糖不耐受指的是不能消化牛奶里的乳糖，导致腹痛腹泻等症状。当粪便的颜色出现淡黄色，同时伴有与正常粪便不一样的恶臭、油腻，甚至还有漂浮的粪便的时候，考虑可能是脂肪吸收不良，这往往与胰腺、肝脏等消化器官有关。偶尔的一两次消化不良，尤其是有诱因的消化不良是无妨的，但是当粪便的性状长期处于这样一种不正常的状态的时候，就可能提示有相关的疾病，需要专业医生来鉴别。

警示灯已亮，我该怎么办

随着生活水平不断提高，想吃啥就吃啥不再是梦想，但也有很多人因此形成了不健康的饮食习惯。而且现代城市居民生活压力大，长时间处于亚健康的状态，随时都有可能被一场大病打倒。要想拥有健康的身体，保持规律的饮食作息，经常运动，保证睡眠质量和时间并且规律体检，都是非常重要的！

其实，引起便秘情况出现，可能是缺乏运动、排便习惯差还有饮食方面的问题。对于现代城市居民来说，运动和饮食是引起便秘的主要诱因。针对运动，解决方式无非就是多出去走走，身体动起来就行。而针对便秘患者的饮食建议为：适当摄入脂肪酸食物，如海鲜、蛋制品等；多补充富含维生素的食物，如香菇、木耳、茯苓、八角等；每天补充 1 500 ～ 2 000 mL 的水分，也可清晨空腹喝 150 mL 温热淡盐水，有利于通便；再补充镁离子，食用如紫菜、香蕉、莲子、薏米等，镁可增强肠道功能并软化粪便。

但在腹泻期间，情况和便秘又是完全不一样的。首先应尽量避免纤维食物，特别是含有丰富膳食纤维的水果和蔬菜，如菠萝、柚子、柠檬、菠菜、茭白等。果蔬在平

改变便秘的方法

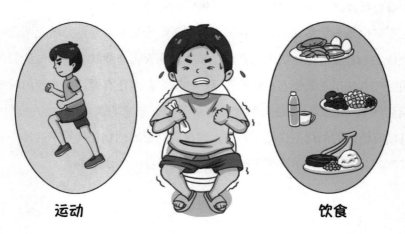

运动　　　　　　　　　　　　　　饮食

时有助于身体排便，但在腹泻时，这些食物纤维会促进肠道蠕动，加重腹泻情况。其次忌胀气食物：最常见的就是豆类食品如黄豆、赤豆、绿豆等，这些食物含有粗纤维和蛋白质，容易促进肠蠕动并导致肠道胀气、排气，这无疑会加剧腹泻。总而言之，腹泻患者总的饮食调节原则是清淡饮食（低脂肪、低蛋白质），减轻胃肠道负担，避免刺激性食物（如乳制品、辛辣食品等）。

若你的大便出现了颜色上的变化，如黑亮的"黑便"或白色的"陶土样便"，需要引起高度重视，及时就医。黑便的产生原因可能与食物以及药物有关，比如，最近摄入较多血制品、补铁药物、黏膜保护剂中的铋剂等，均可能使大便颜色发黑。但如果大便颜色黑亮程度更重，特别呈现柏油样、黑亮颜色等，甚至存在部分鲜血时，需要注意是否存在消化道出血。如果同时存在消化道失血的全身症状，如心慌、心率加快、血压下降等，可能提示出现消化道出血，相关疾病可能有胃十二指肠溃疡、急性胃黏膜病变、贲门黏膜撕裂、食管胃底血管破裂出血、胆道出血等，需要及时到医院就诊。陶土样便可能伴随着身体黄疸样改变，需要特别警惕是否出现梗阻性黄疸、胆红素排泄异常以及胆石症、肝癌、胆管癌、胰头癌等疾病。

以上内容介绍了便秘和腹泻的饮食调节建议，以及"黑便""陶土样便"这种特殊情况。当出现异常的大便颜色、形状等特征时，如果是单纯的便秘或腹泻，可以通过饮食调整改善，但如果改善饮食结构、去除诱发因素后一段时间症状都没有好转，请根据大便特征可能涉及的问题前往医院相应诊室就医。请注意，仅根据大便特征进行诊断是不够准确的，确诊还需结合病史、体格检查和实验室检查等其他依据。如有疑虑，请及时就医并咨询专业医生。

> **小贴士**
>
> 关注大便颜色、形状。
> ▶ 异常颜色：暗红、黑、灰白、淡黄。
> ▶ 异常形状：水样便、黏液便、硬结便、油腻便、漂浮便。

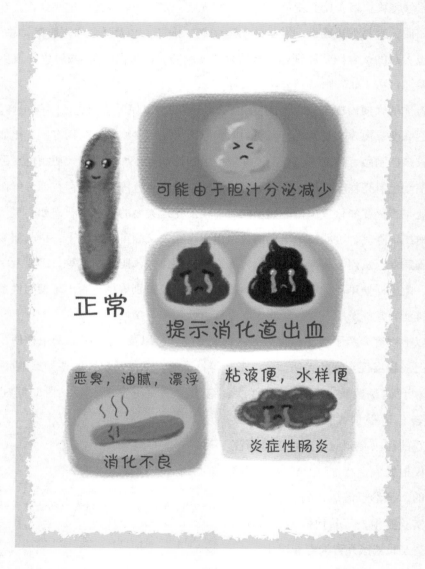

自称"吃货"的你，真的会吃吗

小张是办公室里有名的"吃货"，工位里总是有各式各样的零食，平时工作里也一直吃个不停。他总是说："工作已经这么累了，不吃点零食犒劳自己怎么行。"有同事提醒过他吃零食太多可能不健康，他自己却不这么想："身为一个吃货，我不需要别人来教我怎么吃。"但最近一次体检中，小张发现自己的血糖高了，总胆固醇也高了。他开始担心自己的身体健康：自称吃货的我，真的会吃吗？

胃肠是帮助我们从食物中摄取有益物质的最大功臣，那么有哪些食物会增加肠胃的负担？又有哪些食物帮助肠胃消化？哪些膳食可以改善腹胀、反酸、积食……这些问题都指向了健康的饮食习惯，以及其背后理论根基——膳食宝塔，就让我们从这些问题出发，掌握健康饮食的秘诀。

有助肠胃消化的食物——适量吃

我们每天吃的食物不仅为自身提供营养，还喂养着肚子里的肠道微生物，它们可是帮助我们消化的"大功臣"。

（1）含活性益生菌的发酵食物：补充益生菌能促进肠道健康，但只有活性益生菌才能发挥作用，比如酸奶等。如果加入过多糖、色素、调味剂等添加剂，其中的益生菌会被"摧残殆尽"，完全失去调节肠道菌群的功效，所以在挑选时要选择配料表更"干净"的发酵食物。

（2）全豆类食物：豆类不仅有丰富的蛋白质，还富含钾、钙、镁等矿物质和维生素A、B族维生素、维生素K，能增加酶活性，促进心脏、眼睛、骨骼和大脑等器官的健康。豆皮中大量膳食纤维及豆类中多种黄酮类物质也可以为肠道筑起"坚强屏障"，守护全身健康。

（3）十字花科蔬菜：这个名词虽然陌生，但其实人们最常食用的蔬菜，如小白菜、生菜、紫甘蓝、花椰菜、萝卜等都属于十字花科，它们不仅含有丰富的维生素、矿物质和膳食纤维，还含有丰富的抗氧化抗炎物质（比如花青素、类胡萝卜素等）。长期食用种类丰富、数量充足的十字花科蔬菜不仅能增强肠道屏障功能，促进肠道健康，还能抗氧化、抗炎，增强心脏健康、改善内分泌功能、提升免疫力，预防癌症。

除此之外，全谷物食物、葱属蔬菜、富含 $\omega-3$ 脂肪酸的坚果也是对肠胃消化和肠胃保养有益的食物哦。

会增加肠胃负担的食物——少吃

每天都在辛勤运转的胃肠道其实是很脆弱的，现代生活中有很多食物会增加肠胃负担，爱惜身体的你请尽量少吃！

（1）含糖饮料：一瓶好喝的饮料难免添加各种甜味剂和其他添加剂，它们便是扰乱肠道菌群的罪魁祸首之一，以饮料代水会使炎症水平升高，削弱肠道健康。

（2）油炸、烟熏食品：你以为油炸食品只是高热量易致胖吗？不！在高温烹饪、烟熏过程中产生的破坏健康甚至致癌的物质才是更可怕的，比如增加心脑血管疾病和痴呆风险的反式脂肪酸、强致癌物苯并芘等。

（3）过度加工食品：这些食物大都高热量、低营养，缺乏人体必需的膳食纤维、维生素和矿物质等。高脂肪、高胆固醇类食物的消化需要较多的胆汁，也会增加肠道负担。

会增加肠胃负担的食物

含糖饮料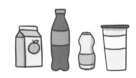

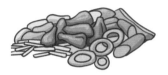 油炸、烟熏食品

过度加工食品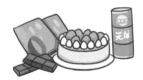

如何应对消化不良如腹胀、反酸、积食

肠胃功能是人体比较脆弱的功能，消化不良可能是由精神因素、饮食因素、病理因素等多方面作用而导致的，但是对症改变饮食结构可以有效缓解消化不良。

（1）当胃胀腹胀时，不要大量食用淀粉类如红薯等，高蛋白质如鸡蛋等产气性食物；可食用白萝卜等高寡糖和高纤维的食物，促进肠道蠕动，有助于排气，可有效缓解胀气问题。

（2）出现烧心、反酸时，不要吃甜食和油腻的食物，因为它们会进一步刺激胃酸分泌，可以喝苏打水、吃苏打饼干、碱面馒头等碱性食物中和胃酸。严重者需前往医院，根据医嘱服用法莫替丁或奥美拉唑。

（3）若胃积食导致食欲不振，嗳气腹痛，此时可食用山楂、柑橘等促进食物分解。严重者需前往医院，根据医嘱服用提高胃动力的药物。

关注平衡膳食宝塔，成为健康吃货

食物的组成搭配是决定肠胃健康的最主要因素，碳水过多，会造成腹胀；脂肪过多，会造成胃酸增多；蛋白质过多，助长肠道有害菌的繁殖。我们一直讲饮食搭配，其实是有理论根据的，这就是——中国居民平衡膳食宝塔！

平衡膳食宝塔共分5层，各层面积大小不同，体现了5大类食物和食物量的多少。5大类食物包括谷薯类、蔬菜水果、鱼禽肉蛋类、奶及大豆坚果类、烹调用油盐。食物量是根据不同能量需要量的水平设计，宝塔旁边的文字注释，标明了在 7 600 ～ 10 000 kJ（1 600 ～ 2 400 kcal）能量需要量水平时，一段时间内成年人每人每天各类食物摄入量的建议值范围。

谷薯类：位于宝塔基底部，富含碳水化合物、膳食纤维、B族维生素和部分矿物质，是我们获取能量的主要来源。建议成年人每人每天摄入谷类200 ～ 300 g，其中全谷物和杂豆50 ～ 150 g，每天摄入薯类50 ～ 100 g。

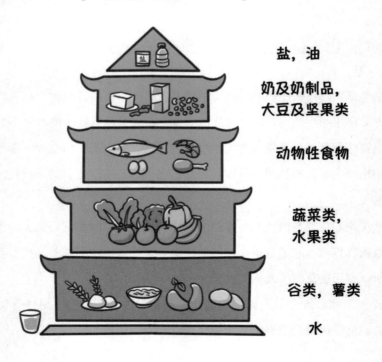

盐，油

奶及奶制品，
大豆及坚果类

动物性食物

蔬菜类，
水果类

谷类，薯类

水

蔬菜和水果：位于宝塔的第二层，它们富含维生素、矿物质、膳食纤维等，是膳食指南中鼓励多摄入的两类食物，推荐成年人每天蔬菜摄入量至少达到300 g，水果200 ～ 350 g。

鱼、禽、肉、蛋等动物性食物：位于宝塔的第三层，这些食物富含优质蛋白质、不饱和脂肪、铁、锌等，合理摄入有助于维持身体健康。推荐每天鱼、禽、肉、蛋摄入量共计120 ～ 200 g。

奶类、大豆和坚果：位于宝塔的第四层，它们是钙的优质来源，适量摄入有助于保持骨骼健康和维持身体正常功能。推荐每天应摄入至少相当于鲜奶300 g的奶类及奶制品，推荐大豆和坚果摄入量共为25 ～ 35 g。

烹调油和盐：位于宝塔顶部，建议尽量控制摄入量。推荐成年人平均每天烹调油不超过25 ～ 30 g，食盐摄入量不超过5 g。因为肉类、坚果等其他食物中也含有脂肪，所以在满足平衡膳食模式中其他食物建议量的前提下，烹调油需要限量。而盐与高血压关系密切，在日常生活中需要注意限制食盐摄入量，尤其要警惕隐形高盐食品。

作为"吃货"的你，了解平衡膳食宝塔和营养健康是十分重要的。通过合理搭配食物、选择健康的烹饪方法和摄入适量的营养物质，我们可以更好地保持身体健康，预防疾病。通过以上建议，我们可以更好地实现营养均衡，享受美食的同时，保持身体健康。作为一个真正的"吃货"，我们应该以健康为本，让饮食成为我们生活中的快乐源泉，而不是健康的负担。让我们从今天开始，关注平衡膳食宝塔，迈向营养健康的人生！

> **小贴士**
>
> ▶ 助消化食物：含活性益生菌的发酵食物、全豆类食物、十字花科蔬菜等。
> ▶ 增加肠胃负担食物：含糖饮料、油炸烟熏食品、过度加工食品。
> ▶ 平衡膳食宝塔：丰富饮食成分，每种营养素合理配比。

膳食宝塔

烹调油 25-30克
食盐不超过 5克

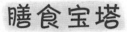

奶及奶制品 300-500克
大豆及坚果类 25-35克

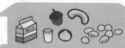

动物性食物 120-200克

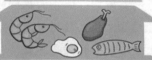

蔬菜 300-500克
水果 200-350克

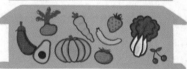

谷类 200-300克
——全谷物和杂豆 50-150克
薯类 50-100克

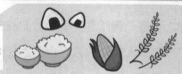

 ≥8杯 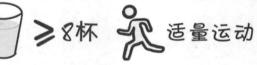 适量运动

聪明不绝顶，健康从"头"开始

别怕"鬼剃头"，斑秃有办法

最近，正在全力备战考研的小邱发现自己的头发掉得又快又多，一开始他满不在乎，以为是现代人的通病。可没想到的是，头发越掉越多，一片一片很快就秃了，头上形成了椭圆的片状脱发。这个地方倒也不痛不痒，但露出的皮肤很光滑，仿佛毛囊已经全部罢工了，小邱很担心头发再也长不出来了，赶紧来到医院寻求帮助。

头发的出走，是岁月的追求，还是头皮的不挽留

小邱的病其实叫做斑秃，又被人形象地称为"鬼剃头"，这是因为斑秃发病时不痛不痒，患者常常没有感觉，而在生活中无意间由他人发现，就像一个捣蛋鬼悄无声息地剃去一小块一小块头发。跟人到中年"聪明绝顶"不同，斑秃可以发生在从婴儿到老年人中的所有年龄。那么，斑秃到底是何原因引起的呢？

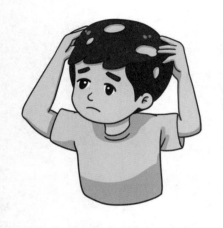

部分自愈，可能复发，
及时就诊，鉴别诊断

目前认为，斑秃是一种自身免疫性疾病，因此当身体由于各种因素形成免疫紊乱时均可能导致斑秃的发生，比如精神紧张（学习压力大等）或情绪激动的应激因素、病菌感染甚至疫苗接种。斑秃还可继发于其他自身免疫病，如甲状腺疾病、白癜风、红斑狼疮、银屑病等。其他因素如微量元素缺乏、生物素缺乏及维生素 D 缺乏也均有报道与斑秃发生有关。除此之外，斑秃与遗传因素密切相关，如果父母或者近亲属出现过斑秃，那么患斑秃的可能性就会大大增加。

"秃"飞猛进? 斑秃如何治疗

小邱发现自己"鬼剃头"后没有四处打听什么祖传偏方，而是第一时间去了医院，这是正确的决定。一旦出现了斑秃，建议去正规医院进行治疗，尽信偏方可能并没有多大的用处反而容易耽误病情。同时，斑秃还要注意与其他疾病进行鉴别。如果合并了精神情绪低落、怕冷、体重下降，需要怀疑是否合并了甲状腺疾病等免疫系统疾病，应抽血检查进行进一步的诊断。

大家最关心的问题可能就是：斑秃掉的头发还能再长出来吗？大约半数斑秃患者的病程为自限性，也就是说能够自愈，放任不管头发也会重新长出来；而对于那些不那么幸运的患者，这个时候就要及时寻求医生的帮助！

（1）基础治疗：患者应该注意避免紧张，缓解精神压力，保证充足睡眠和良好作息，适当锻炼。

（2）局部治疗：包括糖皮质激素、米诺地尔、接触性致敏剂（如二苯环丙烯酮）等。

（3）系统治疗：可以口服或静脉注射糖皮质激素，还可选择甲氨蝶呤、环孢素或JAK抑制剂等。

实际上，斑秃是一种复发性疾病，我们可以通过治疗使头发恢复正常外观，但任何治疗都还不能保证今后斑秃不再复发。

小邱听取医生的建议，调整作息，放松心情，辅助药物治疗，头发慢慢长了回来。

高堂明镜悲"无发"？几招教你预防斑秃

第一招，睡眠保障。充足的睡眠不仅可以让身体得到休息，还可以减少斑秃的出现。现在年轻人熬夜成常态，长期熬夜会影响身体自我修复，时间长了会让身体内分泌系统紊乱，从而容易造成斑秃。

第二招，加强锻炼。适当的身体锻炼可以为身体增强免疫力和抵抗力，也可以促进身体新陈代谢，而不爱运动或是少运动的人群，反而更容易疲劳，新陈代谢也变得缓慢，出现斑秃的概率也会增加。

第三招，按摩头部。斑秃是可以预防的，我们可以适当用梳子按摩头部，促进头部的血液循环，疏通头皮。不过要注意的是在按摩的过程中要注意力度，不要太用力，这样会起到反效果。最好到专业机构进行头部按摩。

第四招，少用刺激性洗发水。不同发质需要使用不同的洗发水，而含有过酸性或过碱性成分的洗发水在具有较强清洁力的同时，也会让有益的油脂被洗去。我们在选择洗发水时应注意留心标签与成分，例如十二烷基醚硫酸钠（SLES）、十二烷基硫酸钠（SLS）等硫酸系配方成分，以及脂肪酸钠盐和氢氧化钠等石碱系配方成分，都容易造成皮肤环境酸碱不平衡，从而刺激头皮，最后导致斑秃。

第五招，多吃营养食物。患者应该多吃一些富含营养的蔬果，它们不仅可以为我们身体提供足够营养，也能够更好地帮助预防身体的疾病。

> **小贴士**
>
> 斑秃不要怕，半数能自愈；放松精神，缓解压力，药物治疗，预防复发。

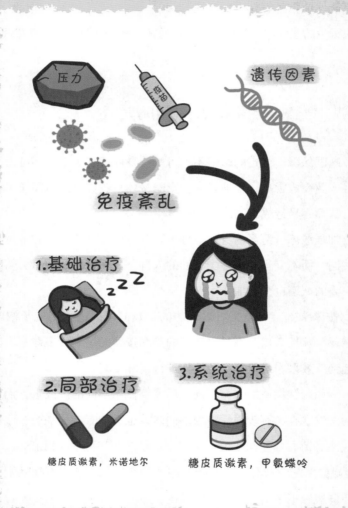

拿什么拯救我油腻的头发

　　小满是一位学习十分努力的研究生，但他看着自己呈"M形"后退的发际线焦虑不已：年纪轻轻就要面临英年早"秃"的烦恼了吗？回想自己最近头发油得越来越快了，隔天不洗头就又油又痒，像小雪花片一样的头皮屑也越来越多，小满决定去医院看看，希望医生能挽救一下他的发量。

揭开脂溢性脱发的"真面目"

　　现在的年轻人很早地陷入了脱发危机中，每天早上醒来，头发会出现在枕头上、被子上、衣服上，反正是没在头上。那么，脱发有得救吗？脱发只能通过植发来解决吗？其实，脱发包括2种：一种是生理性脱发，一种是病理性脱发。生理性脱发是指每天脱落80～100根的头发，是头发在正常的代谢状态下发生的脱落，脱落的都是处于退行期和休止期的毛发，能维持头发的数量处在一个正常的范围中，是毛发正常的代谢过程。如果脱发数量超过头发新生长的数量，且头发比以前明显变稀，就视为病理性

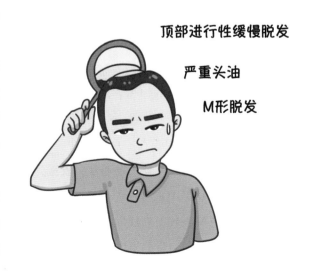

顶部进行性缓慢脱发

严重头油

M形脱发

脱发；如果平时脱发不多，但头发生长非常缓慢，头发渐稀，这也属于病理性脱发。像小满这样的脱发，伴有明显的严重头油、M形脱发、发际线后退的特征，属于脂溢性脱发，这是一种病理性脱发。脂溢性脱发又叫雄性激素源性脱发，一般在前额和顶部出现进行性缓慢脱发，多发生于青年男女，但是以男性患者更为多见。

脂溢性脱发的定时炸弹——脂溢性脱发的危险因素

为什么会患上脂溢性脱发呢？脂溢性脱发有家族遗传的倾向吗？我们一般认为，脂溢性脱发一般与遗传因素、雄激素有关，同时，精神、饮食、作息等也是其影响因素。首先，脂溢性脱发的遗传基因在男性中呈现显性遗传，致病基因可以传递，所以男性脂溢性脱发的患者比较常见，患者头顶毛囊存在结构上的先天性缺陷，会提前出现退化和萎缩。其次，它与人体内的雄激素水平有关，因为毛乳头细胞中存在雄激素结合受体，雄激素进入血液循环之后到达头皮刺激毛囊，若毛囊的能量代谢和蛋白质代谢发生障碍，则可能引起头发脱落。除此之外，生活习惯也会对其造成影响，饮食不当、睡眠不足、精神紧张、情绪低落、工作负担重等外界因素也会导致脂溢性脱发。

是脂溢性脱发还是后天弥散性脱发？——脂溢性脱发的鉴别

什么样的症状和表现才是脂溢性脱发呢？脂溢性脱发在男性和女性之间表现不同。在男性患者中，这类脱发通常会表现为前额发际线后移，前额两侧头发变细变稀疏和（或）头顶部毛发减少、变细，也就是我们常说的"M字形"和"地中海"；而女性患者的主要表现为头顶部的毛发变少变细，通常不会导致发际线后移。此外，患者还通常伴有头皮油脂分泌增多、头发油腻、头皮屑多、瘙痒等症状。

如何区分脂溢性脱发和其他类别的脱发呢？脂溢性脱发头皮部油脂分泌过多，头发有油腻感。另外，脱落的发根上有白色的黏着物，也就是皮脂块。通过以上特点，脂溢性脱发可以和各种原因引起的后天弥散性脱发相鉴别，比如产后脱发、药物性脱发、老年脱发等。

战胜脂溢性脱发，做头发小卫士

那么，应对脂溢性脱发我们不治疗，可以自愈吗？当然是不可以的，头发的自然脱落是不需要治疗的，但是脂溢性脱发如果不进行相应的治疗，脱落的头发并不会再次长出，最终就会"秃头"。

如何治疗脂溢性脱发呢，只需要控油就能防脱吗？其实不然，出油多只是脂溢性脱发的一个表现形式，真正的原因是在雄激素作用下，毛囊的蛋白质和能量代谢异常，造成脱发，所以只依靠控油并不能从根源上解决问题。

生姜真的能治疗脱发吗？擦生姜生发一直是防脱界人尽皆知的"秘方"，理论上，生姜中的姜辣素、姜烯油等成分可以促进头皮血液循环，从而促进毛发生长，起到防脱生发作用的。实际上真的可以有这么神奇的效果吗？生姜生发一定是要用其浓缩的萃取液涂抹头皮，而且需要在头皮上停留很长一段时间，才能起到生发作用的，而一般的涂抹收效甚微。不仅如此，头皮是人体最薄弱的皮肤组织之一，直接用生姜在头皮上摩擦可能导致头皮红肿发炎。那么近年来爆火的防脱生发洗发水真的确有奇效吗？其实不然，很多洗发水宣

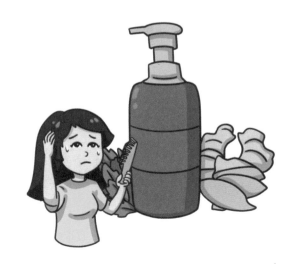

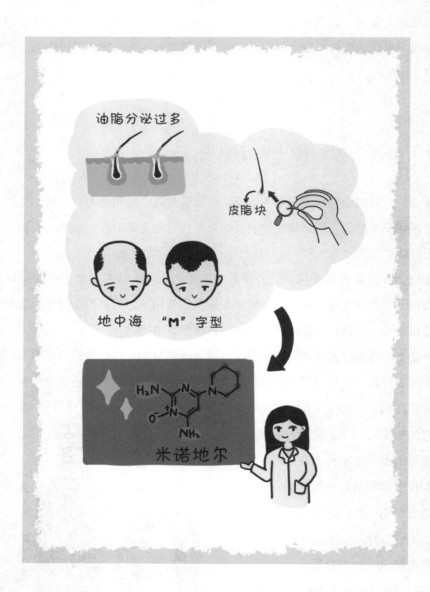

称成分中加入了何首乌、啤酒花、生姜提取物等，但其实在洗发水中这些成分含量是很低的，而且洗头时这些物质在头皮毛发上停留很短时间就会被冲掉，因此这些成分很难被头皮吸收，难以达到防脱生发的效果。

一般而言，我们可以采用米诺地尔（2%或5%浓度），或者仅适用于男性患者的非那雄胺、仅适用于女性患者的螺内酯等进行治疗，但是具体可以采用什么样的方法治疗，需要在医生的指导下，充分考虑患者自身的脱发情况进行判断。

此外，脱发的治疗并不是立竿见影的，药物疗法治疗脂溢性脱发，见效需要一定的时间，需要坚持治疗，才可能达到效果。一般来说，治疗脂溢性脱发的药物至少要使用一个疗程及以上才能有效果，并且停药过程要循序渐进，避免突然停止。

医生对小满采取了5%米诺地尔药物治疗，2个疗程之后，小满脱发的情况得到了明显改善。

> **小 贴 士**
>
> ▶ 脂溢性脱发的症状：脱发、头皮油腻、头屑增多。
> ▶ 脂溢性脱发的治疗：及时就医；5%米诺地尔；坚持治疗；遵医嘱。

夕阳未晚

绽放最美「健康夕阳红」

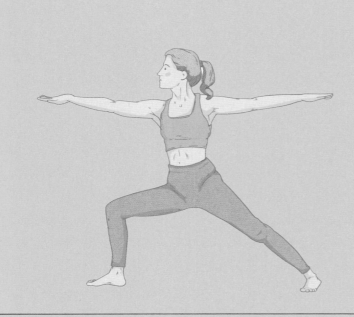

脑海不要"橡皮擦"

人老健忘，是逃不开的阿尔茨海默病吗

老王和老张都是事业单位的退休人员，为了充实自己的晚年生活，前不久他俩结伴一起报名了老年大学的书法班。结果到了上课那天，他俩都给忘记了，竟然一起在公园里赏起了鸟儿！直到负责人给老王打了电话，老王才想起来今天要上课，忙拉着老张一起往老年大学赶。老张一脸懵地看着老王："上课？上什么课呀？都退休的人了还想着上学呢。"老王再三给他解释，可他就是想不起来自己报名了老年大学的书法班。老王急道："我说老张啊，平时我已经够健忘的了，你咋比我还健忘啊？我觉得咱俩有时间得去医院查查，是不是得了老年痴呆啊？"不久后，老张被诊断为阿尔茨海默病，但医生说老王只是正常的老年健忘。但老王就纳闷了，老年健忘，不就是阿尔茨海默病吗？自己和老张到底有啥不一样？这毛病有办法预防吗？

随着我国人口老龄化，越来越多"老年病"受到人们的广泛关注，阿尔茨海默病就是其中之一。日常生活中，人们很容易把阿尔茨海默病的早期症状与其他老年痴呆

类疾病相混淆，从而导致错失了早期干预阿尔茨海默病的良机，给患者的日常生活带来极大的影响。

跳出误区——老年痴呆≠阿尔茨海默病

虽然阿尔茨海默病俗称"老年痴呆"，但它们不能完全画等号。老年痴呆是一种60岁以上老年人出现的综合征，一般是由多种原因造成慢性或进行性大脑器质性损害，从而引起的高级大脑功能障碍。其临床症状多样，一般包括记忆力损害，特别是近期记忆力损害，还包括视空间、视功能损害，语言功能损害，计算、思维、判断能力损害等，还有的患者会出现精神行为症状，主要包括情绪、行为上的改变，往往是因为这些症状才到精神病院或精神专科来求治的。根据发病机制的不同，老年痴呆一般可以分为阿尔茨海默病、血管性痴呆、混合性痴呆、路易体痴呆等类型。阿尔茨海默病是一种神经退行性疾病，血管性痴呆是脑血管疾病导致脑区低灌注造成的，而

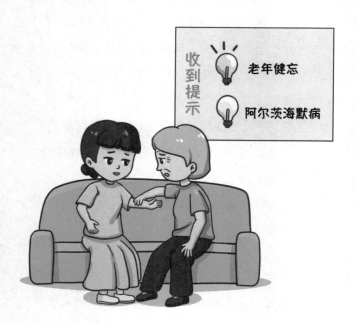

混合性痴呆则是退行性变性和脑血管痴呆兼而有之。路易体痴呆是以路易体形成为病理特征，以波动性认知障碍、帕金森综合征和视幻觉为突出表现的一种独立的疾病。

阿尔茨海默病属于老年痴呆疾病大类的一种，由大脑异常萎缩和退行性病变导致，尤其以记忆和学习能力受损为主要症状。

但需要注意的是，大脑萎缩并不一定就是阿尔茨海默病，生理状态下，大脑随着年龄的增长逐渐出现轻度萎缩，没有与年龄不匹配的记忆力下降等认知障碍，便可以认为是一种正常的生理现象。日常生活中，人们极易将老年健忘与阿尔兹海默病相混淆，那么两者间主要的区别是什么呢？让我们继续往后看。

及早发现阿尔茨海默病

在文首的故事中其实已经给出了答案：老王虽然忘记了上课，但是经负责人提醒之后，能马上想起自己要上课，说明"要上课"这件事在他的大脑里留下了记忆；而老张是彻彻底底不记得自己"要上课"这件事，即"要上课"没能在他的大脑里留下记忆。所以说，阿尔茨海默病与老年健忘最显著的区别是"留不下记忆"。当我们与家中老人商量好一件事情，结果他忘记了，而这个时候你去提醒他一下，如果他能回忆起来，则是老年健忘；如果完全丧失了记忆，这就是阿尔茨海默病的症状，需要引起我们的警惕，及时就医，及早干预，将疾病对生活的影响降到最低。

目前对于阿尔茨海默病的诊断主要依据临床表现、精神量表、生物标志物检测和影像学检查综合判断，而我们该如何及早发现家中老年人的异常、及早就医呢？

首先，最容易观察到的是认知能力的下降，比如出现记忆力损失、空间定向错误，尤其是以近期的记忆力障碍为主。随着病程的进展，患者还会出现明显的精神和行为异常，后期生活将不能自理。如果老年人出现聊天内容转头就忘，或者反复询问相同问题，那可能已经超出了一般老年健忘的范围，而是阿尔茨海默病的预警。

此外，现在对阿尔茨海默病的评定已发展出10余种专业量表，用时10 ～ 30 min，通常由专科医生进行，而在家我们可以通过一个简单的小测试自测阿尔茨海默病风险——画钟试验：

这个测试要求受试者在白纸上独立画出一个钟，并且按照指示标出指定的时间。别看只是一个小小的图形，却涉及记忆、注意、抽象思维、设计、布局安排、运用、

画钟试验

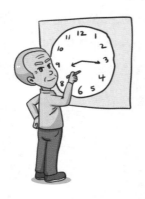

认知水平正常

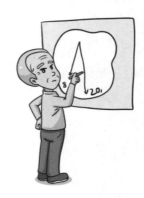

认知不水平正常

数字、计算、时间和空间定向概念、运作的顺序等多种认知功能。

认知水平正常的标准是：① 钟表的面允许有轻微的缺陷，但必须是个圆；② 准确写出12个数字，位置不重合或错乱；③ 分针、时针位置正确。

如何预防阿尔茨海默病

一般可以通过调整生活方式、多做健脑活动、饮食均衡的方法预防阿尔茨海默病。

（1）调整生活习惯：首先，在日常生活中要注意戒烟、戒酒、控制血糖、血压等；其次，还可以多参与社会生活、适度运动等，社交与适度运动都能预防阿尔茨海默病；最后，保证充足的睡眠，给大脑足够的休息与自我净化时间也很重要。

（2）多做健脑活动：在日常生活中要多做一些有益于大脑的运动，比如写字、打牌、下棋、看报纸、看书、猜谜语等，这些都会促进大脑的活性，从而减缓大脑的衰老。

（3）饮食均衡：有研究表明，强调天然植物性食物摄入、限制动物性食物和高饱和脂肪食物摄入的地中海饮食，不仅有预防心血管疾病的作用，对预防和延缓阿尔茨海默病相关认知障碍也有一定的保护作用。因此，保持营养均衡的饮食，不要摄入

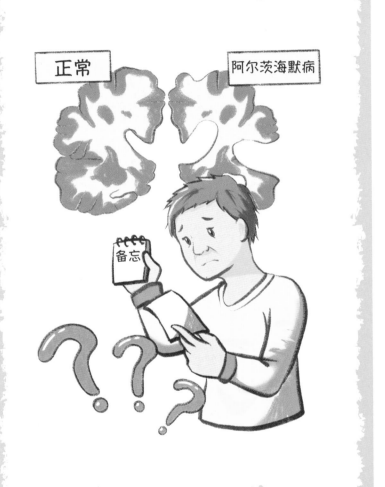

太多的盐和动物油脂，多吃富含维生素、蛋白质等营养成分的食物，如新鲜的蔬菜、水果，少进食膨化食品以及油炸食物，都将帮助我们抵抗阿尔茨海默病。

面对阿尔茨海默病，我们能做些什么

老张自从确诊为阿尔茨海默病之后，身体一天不如一天，现如今天天躺在床上，不活动也不与人交流，这可把老张的儿子小张给急坏了。一天，他偶然了解到他同事的父亲也有这些症状，但是情况比老张乐观许多，于是他便去请教。他了解到，他同事的父亲对《义勇军进行曲》似乎有某种特殊的感情，每当音乐响起的时候，他的父亲就很兴奋，乐意运动，甚至还能跟唱，这给了小张极大的启示。他知道父亲以前闲来没事就喜欢去赏鸟，于是买了一只鹦鹉养在家里。果然，老张看到鹦鹉后眼里瞬间有了光，几天下来，一人一鸟竟你一句我一句地聊了起来。从那以后，老张每天都会下床到阳台去和鹦鹉一起晒晒太阳、聊聊天，而他疾病的进展也明显放慢了许多。难道一只鹦鹉，就能缓解阿尔茨海默病吗？

随着我国老龄化进程加剧，且平均寿命延长，阿尔茨海默病的发病率居高不下。目前的治疗方法只能在一定程度上控制疾病的发展，尚无手段完全根治，但这不代表着我们对这种疾病就束手无策。实践证明，对阿尔茨海默病实施早期干预，可以延缓

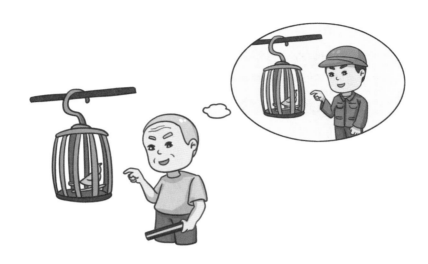

疾病的进程，提高患者的生活自理能力，并减轻患者家庭的负担。

药物干预——中西结合各显神通

　　目前已上市的药物主要分为两大类。一类是乙酰胆碱酯酶抑制剂，包括多奈派齐、卡巴拉汀、石杉碱甲等。乙酰胆碱是神经细胞之间的"通讯兵"，对于神经细胞之间的兴奋信号传导起着至关重要的作用，而乙酰胆碱酯酶则是它的克星，一旦发现乙酰胆碱就会立即将其"杀死"。在正常人体中，以上两种物质处于一种动态平衡中，保证神经细胞之间信号传递的稳定性，既能保证下游神经细胞能够接受上游的信息，又能防止神经细胞的过度兴奋。乙酰胆碱酯酶抑制剂，顾名思义，可以阻止乙酰胆碱酯酶消灭乙酰胆碱，保护乙酰胆碱顺利完成信号传递工作，下游神经细胞较正常情况接受到了更多的信号刺激，从而抵消了部分因阿尔茨海默病引起的神经信号传递障碍，在一定程度上缓解病症并抑制病情的加重。另一类是N-甲基-D-天冬氨酸（NMDA）受体拮抗剂，如美金刚，现已用于中、重度阿尔茨海默病患者的干预治疗。NMDA受体是神经元接受兴奋信号的窗口，一旦接受到信号，神经细胞便开始进行"剧烈运动"，消耗大量能量，若不加抑制，则可能导致神经细胞"过劳死"。当NMDA受体被拮抗剂抑制，神经细胞则无法接受"剧烈运动"的信号，就会选择"养生躺平"，养精蓄锐，以更好地服务大脑的工作。

此外，中医在阿尔茨海默病的干预治疗中也发挥出独特的优势。大约500年前，《古今医鉴》中有一味药方叫作"聪明汤"，具有安神定志、宁心止忘之功效，后来经过现代医学的初步实验，发现其在干预阿尔茨海默病上有很好的临床效果。传统中药复方不仅看重疾病的症状是否缓解，更关注于恢复和维持体内平衡，且中药的治疗理论正是多靶点、多途径协同作用，这种策略和现代多靶点治疗复杂疾病的原理不谋而合。目前由该中药复方启发研制的新药正在临床试验中，与西药相比显示出独特的优势，我们相信中医、中药在治疗阿尔茨海默病这一人类重大挑战的过程中，会起到非常好的作用。

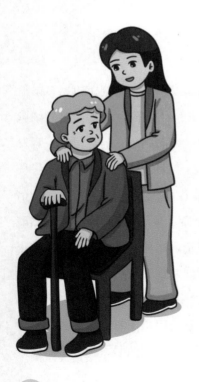

非药干预——锻炼大脑必不可少

就像身体需要经常锻炼才能精力充沛一样，大脑也需要经常锻炼才能保持功能。对阿尔茨海默病的患者来说，脑功能锻炼是延缓病情进展的重要干预措施。

在维持记忆方面，家属要和患者多聊天，一起回忆过去珍贵的生活经历和记忆，保持思维的活跃。在患者记不清楚的时候，要通过语言、动作、图像等方式帮助其自己想起来。对于比较严重的记忆衰退患者，可以制订活动安排表，并用记事本帮助其记忆等。

理解能力与语言能力也需要通过多加沟通来实

现提高，比如通过多提问的方式来刺激患者的大脑，让患者理解和接受新事物。在已经忘记过去熟悉的一些概念时，也要及时帮助患者再次理解，建立新的概念。

智力退化的患者可以当成小朋友来看待，一起进行益智的活动，比如简单的数学运算、拼图游戏等来帮助训练。

在情感方面，阿尔茨海默病患者容易变得孤僻和"社恐"，因此每天抽出一点时间带患者一起到室外散步，进行一些简单的社交活动是个不错的办法，但是要严格注意时间和强度，不能过量。

当然，锻炼的同时也要注意饮食上的营养补充。花生、茶叶等植物中含有的植物多酚，鱼油、豆制品中含有的 ω-3 脂肪酸，以及新鲜水果蔬菜中含有的维生素等均可以通过某些环节调控阿尔茨海默病的发病机制，从而改善神经细胞功能，缓解病症。

共同关怀——方方面面事事上心

家庭生活方面，主要有以下几点：

（1）需要给患者提供安全、舒适的生活环境，尽量让患者待在比较熟悉的环境里，如果可能，最好能待在家里。

（2）患者如果外出的话，身上要佩戴有基本信息的标志牌，比如患者的姓名、家庭地址和联系电话等。

（3）要保证家里活动空间的安全，比如厕所要有防滑的扶手，光线要比较柔和。

通过以上几种方法来辅助提高患者的生活自理能力。

在全社会范围内，一方面，要推广普及老年群体中阿尔茨海默病的筛查诊断，可以通过社区队列的研究方法，通过问卷调研、微信小程序以及一些人工智能的手段，促进阿尔茨海默病的早发现、早诊断、早治疗。另一方面，全社会应对阿尔茨海默病患者群体给予足够多的关怀，如一些城市有患者之家，在这里患者与患者之间彼此认

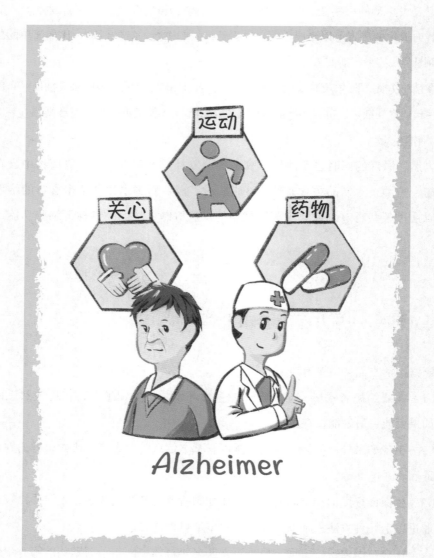

识相互交流，共同阻止疾病的进展；多开展一些关怀阿尔茨海默病患者的志愿服务活动等，引导人们正确认识阿尔茨海默病，消除歧视，增添温暖。我们相信，在家庭、医生和社会的共同努力下，每一位患者都可以拥有更好的生活质量。

小　贴　士

▶ 阿尔茨海默病的药物干预：中西医结合。

▶ 阿尔茨海默病的非药干预：大脑功能锻炼。

▶ 阿尔茨海默病的共同关怀：生活关怀，社会关怀。

心脑血管——我们生命的河流

血压居高不下，你可能忽略了这几件事

李爷爷在退休前是办公室文职人员，平时不爱运动，生活最大的乐趣是挖掘各种当地美食。自从 5 年前被医生诊断为高血压，李爷爷每天都需要服用降压药来维持血压，但是他总觉得是药三分毒，能不吃就不吃，能少吃就少吃，偶尔会在觉得自己状态好时就故意不服药。此外，李爷爷吃饭口味较重，喜欢油炸、腌制、糖油多的食物。这几天，他感觉身体无力、头晕，再次去医院复诊，发现血压过高了。那么，该如何正确控制血压呢？

高血压不得不说的危险因素

正常血压的收缩压范围是 90 ～ 139 mmHg，舒张压 60 ～ 89 mmHg，高血压就是收缩压大于 140 mmHg 或舒张压大于 90 mmHg。同时，如果收缩压在 120 ～ 139 mmHg，舒张压在 80 ～ 89 mmHg，则属于正常范围里的高值，这类人群以后很有可能发展为

高血压。

统计数据显示，中国成年人高血压的发病率已经达到11.88%，发病率在50年来明显上升，是我国慢性疾病里最常见的疾病之一。高血压多发的首要原因是生活方式的变化，热量摄入显著增加，但体力劳动减少，热量无法消耗。有研究显示，身体脂肪含量越高，尤其是腹部脂肪堆积越多，血压水平就越高，超重和肥胖成为我国高血压患病率增长的重要危险因素。

此外，年龄也是影响高血压的危险因素之一，随着年龄的增长，高血压的患病率显著升高。因此，在我国老龄化的社会背景下，高血压人群规模逐渐扩大。

除了热量摄入增加、消耗减少以及年龄因素之外，不健康的饮食习惯也是高血压发病危险因素。我国饮食习惯口味偏重，成年居民平均烹调盐摄入量远超推荐水平，而且中国人群普遍盐敏感，通俗点来说就是多吃盐就会容易血压升高，再加上富含钾元素的新鲜水果蔬菜摄入较少，导致能够控制高血压的钾元素摄入不足，高钠低钾饮食易诱发高血压的发生。

高血压黄金条律——坚持服药

生活中，很多患者与李爷爷的想法一样，虽然接受使用降压药物，但总认为吃药是不好的，因此能不吃就不吃，能少吃就少吃。很多患者选择难受了再吃药，感觉良好就自行停药，直到头晕头痛等症状再次找上门来。

但实际上，这种做法是不科学、片面的。原发性高血压是一种终身伴随的慢性疾病，目前虽然不能根治高血压，但是通过合理的药物治疗和健康的生活方式将血压控制在相对安全的范围，就可以减少高血压带来的心、脑、肾等器官损害和其他并发症。因此，积极长期规律的药物治疗，是控制高血压、预防并发症的最可靠办法。如果贸然停用降压药物，失去药物作用后，血压升高，这种血压波动会对心、脑、肾造成极大伤害。"坚持服药是高血压患者的长寿之路"，故药物摄入需要在医生指导下进

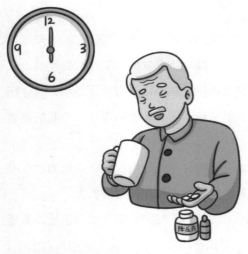
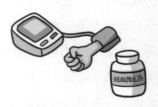

坚持服药是高血压患者的长寿之路　　短效降压药漏吃时需测量血压

行，切莫擅作主张、随意停药，以免造成不可挽回的伤害。

　　至于偶尔忘记服用降压药，后果的严重程度需要根据药物性质决定。长效降压药一般每天仅需服用一次，降压效果就可以维持 1 ~ 2 天，偶尔漏吃一次没有问题；而短效降压药在体内代谢较快，药物浓度仅能维持 5 ~ 8 h，漏吃一次可能引起血压水平高波动，需要测定血压，根据血压情况决定是否补服药物。

与"压"共存——患者日常生活的注意要点

　　除了服药外，高血压患者还需要定期测量血压并注意饮食。在家里自己测血压先要选经过准确性验证的血压计，通常建议使用上臂式全自动电子血压计。但是，单次测量的血压不能作为参考的依据，专家建议多次、多时间段测量观察平均水平。通常在家里可以按照一个星期为周期测量血压：早上测量 2 ~ 3 次，晚上睡觉前再测 2 ~ 3 次，这样每周有至少 20 次血压，患者可以根据平均水平来对其血压做更准确的判断。

想要健康地与"压"共存，还要从每一天的饮食抓起。日常饮食要注意"三多三少"，多吃蔬菜、水果、蛋白质，少油、少盐、少糖，多管齐下共同控制。大部分蔬菜都适合高血压患者食用，而以下4类更应该成为餐桌上的常客：

（1）绿叶蔬菜：如油菜、油麦菜、菠菜、茼蒿、生菜、白菜等，含有丰富的维生素、矿物质、膳食纤维，其中，矿物质钾能发挥重要的降血压作用。

（2）豆类：如毛豆、黄豆、豌豆、扁豆、绿豆等，含有丰富的蛋白质以及矿物质等，高血压患者也可以适量食用，但豆类热量一般较绿叶蔬菜更多，所以高血压患者应适量食用，不可进食过多。

（3）菌类：如平菇、金针菇、香菇、木耳等，含有丰富的蛋白质、维生素以及菌类多糖，对于提高免疫力有很好的效果。

（4）茄瓜类：如茄子、西红柿、苦瓜、丝瓜、黄瓜等，通常含有较多的水分，有一定的祛湿利尿的作用，对于补钾排钠、降低血压有一定的辅助作用。

在对蔬菜进行烹饪时，尽量少油少盐，避免油炸爆炒等制作方法，日本在20世纪高血压发病率较高，后来，他们的日摄盐量由每人每天26 g下降到7 g，高血压发病率显著降低。我国建议高血压患者每日盐摄入不超过5克。此外，特别要注意食物中的"隐形盐"，调味酱料如味精、番茄酱，加工肉制品如烤肠、培根，零食如薯片、锅巴、蜜饯、瓜子等。建议高血压患者在医生指导下选择合适的药物进行血压控制，并根据医生的建议和自己的口味合理进食，以免不恰当饮食加重病情。

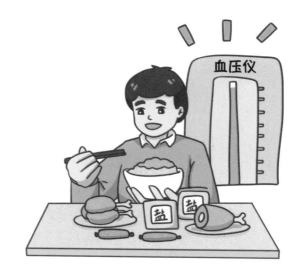

高血压患者每日盐摄入不超过5克

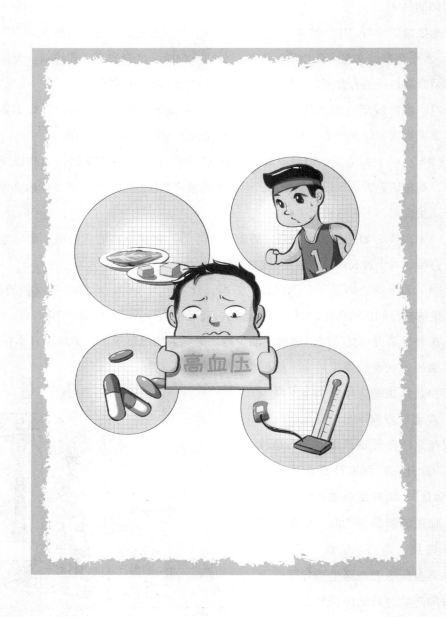

在医生的指导下，李爷爷恢复按时服药，减少高油高盐饮食，摄入充足水果蔬菜，每日散步，血压状况得到极大改善。

看不见的血管，正在悄悄抗议

赵爷爷诊断出高血压十年了，通过长期服药，他的血压可以维持在正常水平，也正因此，赵爷爷逐渐放松警惕，对奶油小蛋糕、炸小鱼干、红烧肉等高油、高糖食物来者不拒。近几天，他出现了头晕、胸闷的症状，有时胸口还一阵一阵地揪着疼。赵爷爷很担心是不是心脏出了什么问题，赶紧去医院挂号寻求帮助，得到的诊断是高血压导致的冠状动脉粥样硬化。那么，什么是动脉粥样硬化呢？它和高血压有什么关系？我们又该如何预防呢？

动脉粥样硬化，究竟是何方神圣

正常人体内的健康动脉具有弹性，可以想象为一根很薄但很坚韧的橡胶管，约束着汩汩流动的血液。但随着时间的推移，动脉壁会变厚、变硬，逐渐失去弹性，就像橡胶的老化，这种情况通常称为动脉硬化。在硬化的动脉基础上，从血管内膜开始，局部有脂质积聚、纤维组织增生和钙质沉着，形成斑块，由于在动脉内膜积聚的脂质外观呈黄色粥样（类似于小米粥形态），因此称为动脉粥样硬化。

虽然动脉粥样硬化斑块的形成通常需数年，且期间可能毫无症状，但是万万不可忽视它的危险性！因为粥样斑块主要发生在身体内的大中动脉，如冠状动脉（心脏供血血管）、颈动脉、脑动脉等，随着斑块逐渐增大，相应器官就会出现缺血症状。比如粥样硬化导致冠状动脉狭窄时，在运动、紧张、情绪激动等心肌耗氧增加的情况下，患者就会出现心肌缺血，可表现为心绞痛、胸痛、头晕、恶心等诸多症状；而一旦斑块破碎即可导致血栓，突然阻塞动脉，造成急性心肌梗死，病情往往更加凶险。

在故事中，赵爷爷就是由于冠状动脉的粥样硬化导致出现了轻微心绞痛，由于程度不重，可以通过药物缓解症状。如果病情严重，就可能需要介入手术甚至搭桥手术，因此感到不适时尽早就医是非常有必要的。

动脉粥样硬化与高血压的"双向奔赴"

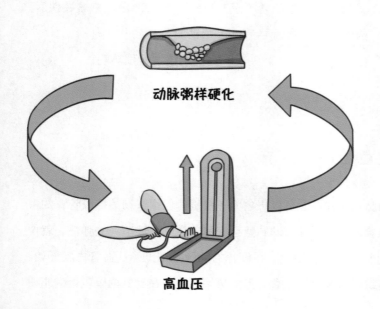

动脉粥样硬化

高血压

已有许多研究表明，动脉粥样硬化与高血压有一定的相关性。如果脂质沉积在血管壁上，导致血管壁弹性和传导发生改变，就会影响血压水平。由此可见，动脉粥样硬化可以导致高血压的发生。

而反过来，高血压也可以促进动脉粥样硬

化的形成。血压升高意味着，随着每一次心脏搏动，全身动脉扩张的幅度增大，给血管壁带来了更大的压力。这种异常扩张会损伤内皮细胞，即动脉壁薄弱的内层，久而久之便会导致动脉硬化。

血管抗议，如何应对——动脉硬化的防治措施

动脉粥样硬化治疗的关键是早期干预危险因素，保护器官免受损害。有关器官受累后，则按照相应疾病的防治指南规范治疗。

在日常生活中，需要注意科学饮食。饮食宜清淡、低盐，粗细粮搭配，多吃富含纤维的食物例如芹菜、燕麦、薏米等，同时多摄入富含钾元素的食物如黄瓜、西红柿、冬瓜、海带、木耳等，限制糖、含糖饮料和红肉的摄入，忌肥甘厚腻、暴饮暴食。

此外，我国中医文化博大精深，对身体的调理作用不容小觑。患者可以准备菊花、槐花、绿茶茶饮，或是黄芩、牡丹皮、当归、枳壳、桑白皮、丹参、牡蛎、白芍等中药材煮沸，温凉后浸洗双足 20 min 左右。

患者适宜循序渐进地开展体育活动，不宜勉强做剧烈活动。保持乐观、愉快的情绪，劳逸结合，保证充足睡眠，戒烟限酒。

经过医生的及时治疗，赵爷爷的头晕、心痛症状改善许多，他也开始增加蔬菜和水果摄入，减少糖、油、盐，多多锻炼以积极应对。

小 贴 士

▶ 动脉粥样硬化的症状：头晕、胸闷、心绞痛。
▶ 动脉粥样硬化的治疗：科学饮食，健康生活，适量运动；出现症状及时就医。

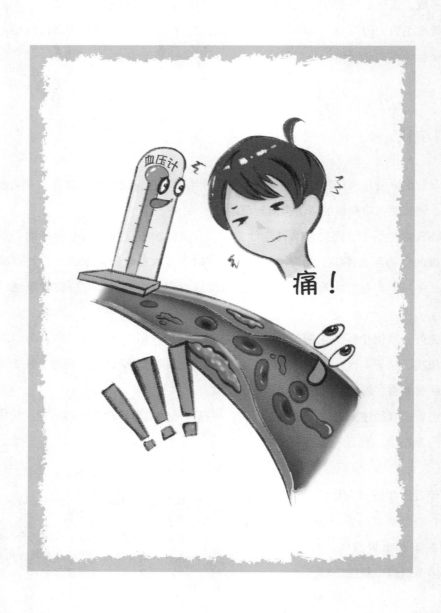

这颗心，脆弱而强大

　　李经理今年 50 岁，深耕美食行业多年，是一名专业的"美食品鉴家"，常年油盐不断，身体逐渐肥胖，于是他下定决心想要减肥。但当他来到健身房，才运动了没一会儿，他就感觉心脏怦怦地跳，还出现了心绞痛症状。吓坏了的李经理来到医院寻求专业医生的帮助，医生诊断为慢性心肌缺血综合征，是冠心病的一种。冠心病大家可能都知道，但它的危险因素有哪些？一旦确诊又该如何用药呢？

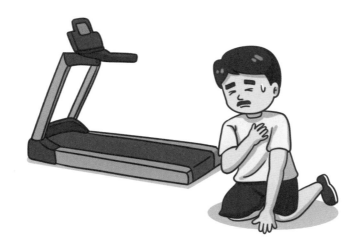

心之脆弱——冠心病

　　强大如心脏，以方寸之间，将血流泵向全身，在生命的长河中时时工作，刻刻不停，却依然有脆弱之处，仍需仔细养护。心脑血管如河流，灌溉生命之树长青，一旦源头水出现堵塞、干涸，生命之树就会受到严重威胁。冠心病就是心脑血管疾病中最常见的导致器官病变的类型。

冠心病全称为冠状动脉粥样硬化性心脏病，是一种缺血性心脏病。冠状动脉是向心肌提供血液的动脉，保障心脏的正常生理功能，可类比于心脏这个血液泵的动力源泉。冠状动脉发生粥样硬化引起管腔狭窄或闭塞，导致心肌缺血、缺氧或坏死而出现胸闷、胸痛等不适，也就是心脏失去了动力源泉，不能把血泵到全身各处，这种心脏病就叫做冠心病。

根据不同的发病特点和治疗原则，冠心病主要分为两大类：

一类为慢性心肌缺血综合征，包括稳定性心绞痛、缺血性心肌病和隐匿性冠心病。此类病变管腔狭窄程度为50% ～ 75%，静息时心肌供血不受影响，而在运动、心动过速或激动时，心脏耗氧量增加，可暂时引起心脏供血不足，引发心绞痛。这也正是李经理运动后心绞痛的原因。

另一类是急性冠状动脉综合征，急性冠状动脉综合征包括不稳定型心绞痛、心肌梗死等；当管腔壁粥样斑块破裂、糜烂或出血，形成血栓堵塞血管时，可引发急性心肌梗死。

由于病因无法根除，冠心病无法真正治愈，还可能会反复发作、进行性加重，因此在未患病前预防，患病后积极治疗，实现带病生存，是对待冠心病非常重要的原则。

防于未然——必须了解的冠心病危险因素

大众普遍认为冠心病是一种老年病，但其实发病的危险因素自幼年起便影响着我们。当然，不同年龄组各种危险因素对肌体发挥的作用可能不同，但归结起来，主要危险因素如下：

（1）高血压：大量研究表明，高血压是冠心病的主要危险因素，收缩压和舒张压均与冠心病发病率显著相关。

（2）血脂异常：高胆固醇血症、高三酰甘油血症与冠心病的发病均存在关联。

（3）糖尿病：糖尿病是冠心病发病的高危因素，血糖水平的高低也与冠心病发生风险密切相关。

（4）肥胖和超重：在正常体重范围上限时，心血管疾病的发生风险就开始增加，随着体重的增加，危险性逐步增大。

（5）吸烟、不良饮食习惯、性别、心理社会因素、遗传等也有一定相关性。

对症下药——冠心病用药分类

冠心病用药主要有三大类。

第一类作用为改善缺血、减轻症状，包括 β 受体阻滞剂、硝酸酯类药物及钙通道阻滞剂。也可使用代谢性药物，如曲美他嗪，可以抑制脂肪酸氧化，优化心肌能量代谢，改善心肌缺血，缓解心绞痛。

第二类作用为预防心肌梗死、改善预后，常见药物有阿司匹林、氯吡格雷、替格瑞洛、抗凝药物、他汀类药物等。

第三类为治疗"胸痹心痛"类中药。中医药博大精深，在冠心病改善症状及治疗方面具有不可或缺的补充作用。

具体用药还需在心血管医生的指导下进行。

患者在日常生活中，也要注意饮食疗法与运动辅助治疗，饮食清淡少脂肪、少盐。适当运动，但不能过度，根据手术情况、严重程度具体安排。

值得一提的是大众眼中的黄金保健品——辅酶Q10，其具有很好的抗氧化性，能给心脏提供动力。冠心病患者需要口服他汀类药物，抑制胆固醇合成同时也会抑制自身体内辅酶Q10的合成，因此适当补充辅酶Q10，可以缓解药物导致的肌痛与疲劳感，患者可以在医生指导下合理使用辅酶Q10。

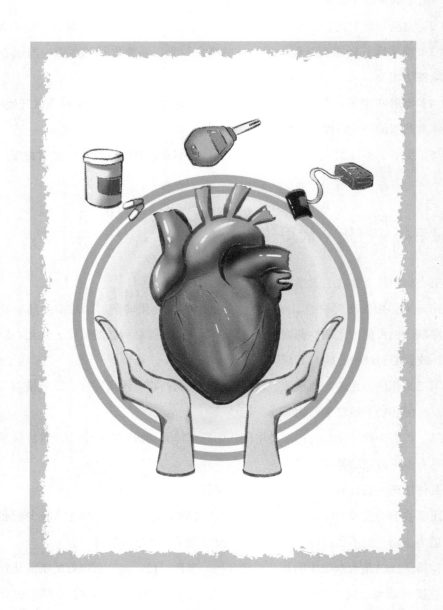

经过医生的用药、手术建议，李经理接受了治疗，症状得到明显改善。而作为"资深美食家"，他也主动从"大鱼大肉"走向了健康轻食，现身说法，告诫更多人预防冠心病的重要性。

> **小贴士**
>
> ▶ 冠心病的症状：心绞痛、胸闷。
> ▶ 冠心病的危险因素：高血压、高血脂、糖尿病。
> ▶ 冠心病的治疗：预防为主、及时干预、用药需遵医嘱。

别让"头号杀手"脑卒中找上门

张爷爷今年 80 岁，除了有高血压病史，平时身体十分硬朗。一天晚上他突然跌倒在地，不能自行爬起，还出现了恶心呕吐、口角歪斜等症状，家人赶紧拨打 120，将张爷爷送进了医院。头颅 CT 检查显示：右侧额颞顶叶脑出血。张爷爷在治疗过程中逐渐出现意识不清，第二日凌晨颅内出血继续增多，医生选择进行手术。术后 7 天张爷爷的病情稳定，转出 ICU，并且恢复神智。张爷爷鬼门关走了一遭，心里后怕，同时也很纳闷：自己这是怎么了？

脑卒中的指针——什么是发病前兆

脑卒中俗称中风，是一种急性脑血管疾病。正常情况下，心脏把血液泵入脑动脉，脑动脉又逐渐变细成为小动脉，最后变成很细的血管，即毛细血管。当血管突然破裂或阻塞时，血液不能够持续不断地进入脑内，使血管远端的脑细胞氧供中断，脑

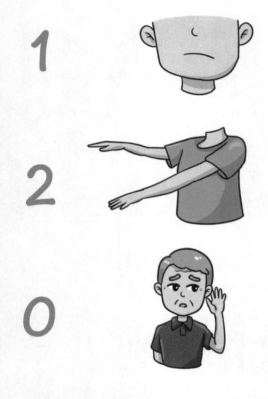

细胞缺血缺氧，就会逐渐死亡，无法行使其功能。其中，血管破裂出血导致的卒中称为出血性卒中，脂肪淤积阻塞血管导致的卒中称为缺血性卒中（也就是脑梗）。

从张爷爷的故事也可以看出，脑卒中的发作常常十分突然，不过在脑卒中发作前可能会有前兆。脑卒中的前兆多由脑血管堵塞导致，部分患者出现语言障碍，表现为说话含糊不清、吐字困难、词不达意；部分患者出现视觉障碍，如眼前发黑、阵发性视野缺损；以及肢体的局部麻木感，胳膊无法抬起等。《柳叶刀神经病学》杂志曾提出一个很好记的"120"原则：

"1"：看到1张不对称的脸，查看有无口角歪斜。

"2"：双手平举，查看两只手臂是否单侧无力。

"0"：聆听语言。让患者说一句完整句子，如"今天的天气非常好"，查看患者讲话是否口齿清晰，表达是否出现困难。

如发现上述3项任何症状，则需要立刻拨打120。

从危险因素说预防——十大脑卒中危险因素

脑卒中重在防患于未然，一级预防是降低脑卒中发病率的根本措施，因此了解其危险因素并有效规避可降低其发病率。脑卒中危险因素主要有10种："三高"——

高血压、高血糖、高血脂，心脏病，不良饮食，体力活动不足，肥胖，酒精摄入，吸烟，心理因素。

因此，控制"三高"发生、保护心脏、不吸烟、少喝酒、注意低盐低脂肪低糖健康饮食、增加运动、积极控制体重等措施非常必要。

在吃这件事上下功夫可以说是"健康大厦"的基石。在烹调上，首先要控制住"倒油似瀑布，撒盐像雪花"的手，少采用油炸、红烧等高油高盐烹制方法，而采用蒸、炖等可以控制食盐摄入的做法。在食物选择上，不吃或少吃腌制食品、烟熏食品等，少喝含糖饮料等。在三餐中，可以调整进食顺序：先吃蔬菜后吃饭。蔬菜中含多种矿物质、维生素、纤维等有益成分，多食蔬菜可降低心脑血管疾病的发生。推荐每天蔬菜摄入量为300 ～ 500克，约为煮熟后三至五拳大小。

脑卒中发作如何急救

脑卒中发作往往非常突然，患者可能突然出现头晕、昏迷、呼吸障碍等症状，懂得必要的应对措施可以大大改善患者预后与生存率。

如身边亲友发生突然晕厥、头晕等不良症状，首先稳定自己的情绪，不要慌乱，第一时间拨打120急救电话，之后再做紧急处理。

如在家中，可以让患者平卧，尽可能不要转动患者的头部，平卧时注意不要垫枕头，枕头可能使呼吸道压迫、狭窄，需要提前拿开。若患者有恶心、呕吐的现象，可帮助其侧卧，将麻痹无力的一侧肢体朝上，以防止因呕吐物误吸而窒息。若有抽搐、痉挛发作，为防止患者受伤，可将患者衣物宽松，除去周围危险物，同时避免大声呼叫或摇动患者身体等可能刺激患者的行为，尽量使得患者避开声音和光线的刺激、保持安静。注意不要随意给患者使用药物，以免加重病情或出现药物不良反应。

送往医院后，可去神经内科就诊。配合医生检查并治疗。脑卒中发作后4.5 h医

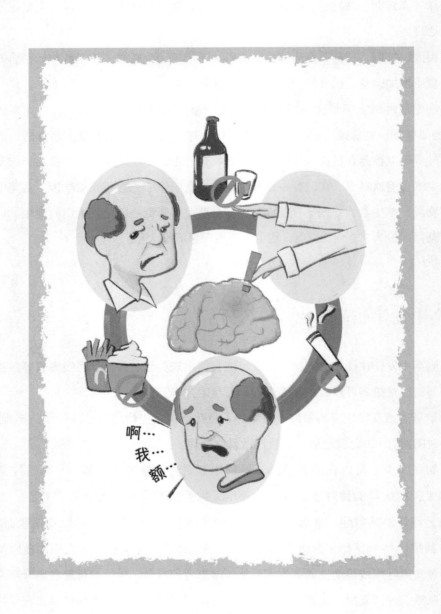

学上称为"急救黄金时间窗",在此
期间救治能将危害降低到最低。

张爷爷在紧急治疗后稳定了病情
转出ICU,术后20天给予康复治疗,
治疗后出院接受长期药物控制。

小 贴 士

▶ 脑卒中的症状:口角歪斜、意识不清、
肢体障碍。
▶ 脑卒中的治疗:及时就医;谨遵医嘱。

这个"行走杀手"有点冷

腿脚不利索，只是因为老了吗

老李和老刘是健康小区出了名的"老小孩儿"，都 50 多岁了，但人老心不老。老李是出了名的跑虫，即使冬天每天也要短裤背心地跑上 5 千米，人人都夸他身体好；老刘则是出了名的"小吃家"，小孩子爱吃的辣条、汉堡、炸鸡他都喜欢吃，每天挺着大肚腩在小区公园里悠闲地溜达着，手里还不忘拿包零食。但最近，老李和老刘纷纷因为膝关节疼痛住进了医院，严重时连路都不能走。最终他们的诊断都是"骨关节炎"，他们两个都很奇怪。老李说自己坚持运动，骨骼关节应该很健康才对；老刘则觉得自己平时也没啥剧烈运动，没有损伤，而且每天坚持吃钙片，怎么会患骨关节炎呢！

骨头也会"发炎"吗？——骨关节炎是种什么病

骨关节炎是一种以关节软骨损害为主、累及整个关节组织的最常见的关节疾病，主要表现为关节疼痛、僵硬、肥大及活动受限，好发于膝、颈椎和腰椎等负重关节。尤其要注意的是，本病好发于中老年人，是老年人致残的主要原因。

　　关节炎有2种类型，一种是原发性骨关节炎，目前病因尚不完全清楚，是多种因素共同作用的结果，可能和遗传、年龄、肥胖及肌体损伤有一定的联系。其病理过程较为缓慢，一般多见于中老年人群；另一种是继发性骨关节炎，

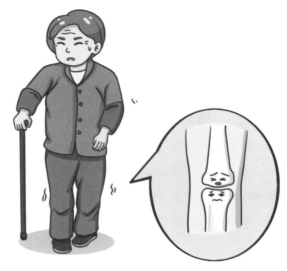

不只是衰老，骨关节炎才是罪魁祸首

是一种在原有病变基础上发生的骨关节炎病变，例如在感染、关节不稳、创伤、代谢性疾病和先天性关节畸形等疾病的基础上继发的骨关节炎。这种类型的骨关节炎，不仅多见于中老年人，也发生于青壮年人群，年轻人如果不注意预防，经年累月，骨关节炎很有可能就会早早找上你。

　　随着我国老龄化程度加剧，越来越多的老年人成为"蹒跚族"，很多人都认为老年人腿脚不利索是必然现象，其实膝关节骨关节炎才是罪魁祸首。若不及时干预，任由其发展为晚期关节炎，会出现骨赘增生的现象，给患者带来难以忍受的疼痛，进一步导致关节功能受限，甚至无法下地行走，严重影响生活质量。

揪出骨关节炎导火索——骨关节炎的诱因有哪些

　　（1）环境温度变化：寒冷因素会引起关节血液循环障碍，从而诱发骨关节炎。尤其是阴雨天气到来时，受损的关节仿佛天气预报般发出疼痛警告，所以天冷一定要

记得穿秋裤哦！要风度，更要温度！

（2）关节负荷过大：过度的运动和劳动会导致关节软骨损伤，出现明显的充血，导致炎性物质渗出，从而诱发骨关节炎。

（3）年龄增长：随着年龄的增长，关节软骨不断老化，软骨弹性下降、耐磨程度下降，且随着关节使用时间不断的延长，过多的摩擦和压力都可导致关节磨损增加，继发关节骨刺，造成骨关节炎的发生。

（4）饮食习惯：长期高脂高糖饮食也会增加骨关节炎的发病风险，此类饮食容易导致体重的增加，使关节负荷增加，因此更易引发骨关节炎。另外，有研究表明高糖高脂饮食也易诱导炎症的发生。

避免"不可承受"之痛——如何预防骨关节炎

骨关节炎的预防是一项综合措施，和饮食、穿鞋行走、日常科学的运动方式等等各方面都非常有关系。

首先要健康饮食，改变不良的饮食时间及饮食习惯，多食用新鲜蔬菜和水果，注意补钙，预防骨质疏松。另外，还要戒掉高脂高糖饮食，保持健康体重，减少关节负担。

其次要避免过度或不恰当的运动导致的关节损伤。老年人日常锻炼要选择正确的运动方式，可以选用快走，切忌半蹲、奔跑、爬楼等对膝关节压力过大的运动方式。在运动前需要充分热身，尤其是做好关节的活动，避免关节损伤。

当然，避免过度运动不代表着不运动。有研究表明，久坐不动的人患膝骨关节炎的概率有10.3%，平时规律运动的人患病概率只有3.5%，而参加竞技体育人士患此病的概率达到了13.3%。所以，完全不动和过度运动都不好。运动时要注意保护关节，如戴护膝、弹性套，穿合适大小型号的运动鞋等。

最后，注意保暖。对于中老年人来说关节的保暖是非常重要的，特别是天气有变

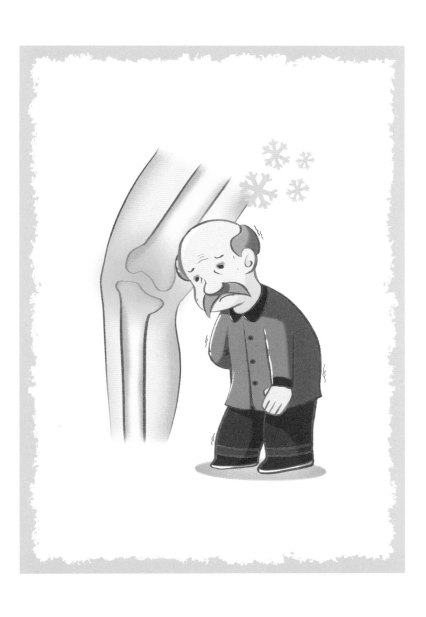

化或者吹空调的时候。比如冬天膝关节受冷，周围的血管会收缩，这时候突然间的运动会引发牵拉伤害，导致膝关节的滑液减少，诱导骨关节炎的发生。

　　在开头的故事中，老李虽然坚持锻炼，但是锻炼强度对于他的年纪来说偏大，且膝关节经常受寒，由此引发了膝骨关节炎。老刘说自己每天吃钙片，但是补钙主要是预防骨质疏松，对骨关节炎的预防并无明显作用，加上他"管不住嘴、迈不开腿"，超重的体重给膝关节带来了严重的负担，这也是导致他骨关节炎的主要因素。

> ### 小 贴 士
>
> ▶ 骨关节炎的诱因：关节受寒、运动过度、过度负重、年龄增长。
> ▶ 骨关节炎的预防：注意保暖、健康饮食、适度运动、适当体重。

"金字塔"疗法巧治骨关节炎

　　老王原本是一名身强力壮的挑山夫，但自从进入花甲之年，他觉得自己的膝盖越来越不给力了，每天早上起床膝关节僵僵的，遇上阴雨天气还疼得难受，严重影响了他的工作。他以为是最近赶上旅游旺季，自己累着了，歇息几天就好，但过了一个周还是不见好。一天老王碰见了邻居老刘拿着几大盒药回家，一问才知老刘和他一样膝关节疼痛，甚至手指脚趾等关节也有疼痛。于是老王也去药店买了相同的药，寻思着自己吃吃药应该也就好了，第二天便忍着疼痛继续挑山去了。然而半个月过后，邻居老刘的症状基本得到控制了，可老王的症状更加严重了，别说挑山，他现在连正常走路都成问题。他纳闷道：同样是关节疼，吃同样的药，为什么他的病就治不好呢？

巧识明辨——骨关节炎与类风湿关节炎的区别

骨关节炎是一种以关节软骨损害为主，并累及整个关节组织的最常见的关节疾病，最终发生关节软骨退变、纤维化、断裂、缺损及整个关节面的损害。主要表现为关节疼痛、僵硬、肥大及活动受限，好发于膝、颈椎和腰椎等负重关节。环境温度变化、关节负重过大及年龄增长等因素均可导致骨关节炎的发生。

类风湿关节炎是免疫性疾病，往往表现为关节滑膜的增生，关节的肿胀发热，呈对称性多关节炎（常不少于5个关节）。易受累的关节有手、足、腕、踝及颞颌关节等，其他还可有肘、肩、颈椎、髋、膝关节等。

骨关节炎与类风湿关节炎有各自的特征区别：骨关节炎发病一般限于负重关节，而类风湿关节炎往往为对称性多关节炎症；骨关节炎导致的病变畸形以内翻膝为主，而类风湿关节炎以外翻膝为主。

上文中的老王就是典型的骨关节炎，而老刘是累及手足关节的类风湿关节炎。类风湿关节炎主要通过抗风湿药物治疗控制病情，同时可以服用非甾体抗炎药缓解症

病因不同，治疗不同

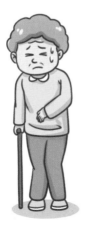

骨关节炎

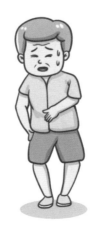

类风湿关节炎

状，但这些治疗对骨关节炎并不完全适用，所以出现了老刘症状得到控制而老王病情反而加重的情况。

那么，骨关节炎究竟该采用什么样的治疗呢？

金字塔之基——膝周肌力锻炼

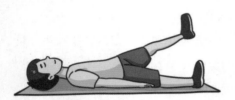

直腿抬高锻炼

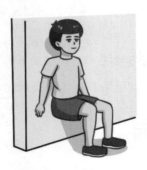

靠墙半蹲锻炼

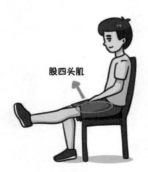

股四头肌

股四头肌锻炼

骨关节炎的治疗方法被称为"金字塔"疗法，最基础、最根本的治疗方式是功能锻炼，或称为康复训练，其中最重要的康复是做膝关节周围的肌力训练，即让膝关节周围的肌肉变得更加强有力，进而稳定膝关节。

膝骨关节炎的锻炼应注意运动适量，避免进行高负荷的训练；保持膝关节正常活动度，尽可能使关节伸直、屈曲达最大化，可预防关节活动度减少。平时可以做一些加强膝部肌肉的训练，如负重抬腿、直腿抬高、膝盖屈伸等，这些锻炼可以维持关节的灵活性，锻炼关节周围的肌肉，增强肌肉力量，也可以延缓关节的衰老。以下是几种简单有效的锻炼方式。

（1）直腿抬高锻炼：仰卧位，膝盖伸直，将腿抬起，可以先做一条腿，再尝试双腿伸直并拢抬起。抬起后保持足跟距离床面30 cm左右，坚持15 ～ 30 s放下，休息几秒再抬起，反复地进行训练。

（2）靠墙半蹲锻炼：上身背靠墙，头、背臀紧贴墙面，双脚与肩同宽，屈膝半蹲，膝、髋关节弯曲大约90°，坚持10 s后站起休息片刻再进行。

（3）股四头肌锻炼：仰卧位或坐位，将膝关节伸直，绷紧大腿前面的肌肉，进行股四头肌静力性收缩的锻炼，每次收缩尽量用力并坚持久一些。

进阶版——药物治疗

金字塔的第二层就是一些治疗药物，主要分为2种：氨基葡萄糖类药物和非甾体抗炎药。

氨基葡萄糖是一种天然的氨基单糖，可刺激软骨细胞产生有正常多聚体结构的蛋白多糖，提高软骨细胞的修复能力，并可防止损害细胞的超氧化物自由基的产生，促进软骨基质的修复和重建，从而可缓解骨关节疼痛，改善关节功能，并延缓疾病进展，目前主要有硫酸氨基葡萄糖和盐酸氨基葡萄糖2种剂型。

非甾体抗炎药的主要作用靶点是环氧化酶。环氧化酶是催化花生四烯酸转变为前列腺素的关键酶，而前列腺素则是参与炎症反应的重要物质，即非甾体抗炎药通过抑制环氧化酶的活性而抑制前列腺素的产生，进而抑制炎症的发生。非甾体抗炎药种类繁多，如布洛芬、阿司匹林、美洛昔康等。但非甾体抗炎药不能长期使用，否则易导致消化道出血等不良反应。

目前临床上多为氨基葡萄糖与非甾体抗炎药联合用药，取得了较好的治疗效果，且可以降低非甾体抗炎药的长期用药，有效减少了药物不良反应的发生。

塔尖疗法——外科手术治疗

如果药物治疗仍不能解决问题，则可能需要一些外科干预，如关节镜、截骨术、膝关节置换手术等。

关节镜下微创有限清理术在膝骨关节炎患者治疗中的疗效明显，对患者关节内组织的创伤较小，缩短了愈合时间，减轻了患者的术后疼痛；胫骨高位截骨术可以调整膝关节承受重力的力线，起到减缓退变、缓解关节疼痛的作用，甚至可以延长膝关节寿命；膝关节置换手术随着假体设计技术的成熟、手术技术的进步而得以快速发展，具有术中出血少、手术时间短、术后恢复快等优势，是终末期膝骨关节炎的首选治疗方法。

总的来说，对于骨关节炎的治疗应该遵循规范化治疗的原则。早期患者可进行物理治疗、药物治疗、关节腔注射等保守治疗，越早干预越有利于延长关节寿命。而对于中、晚期患者，如经过系统、正规的保守治疗仍不见缓解，可以考虑手术治疗，包括微创手术及终末期的关节置换术。总之，延缓膝关节的退行性病变，保护软骨，改善疼痛，提高患者的生活质量始终是治疗骨关节炎的最终目标。

小 贴 士

▶ **巧辨2种关节炎——**

　　骨关节炎：限于负重关节，病变畸形以内翻膝为主。

　　类风湿关节炎：对称性多关节炎，病变畸形以外翻膝为主。

▶ **骨关节炎金字塔疗法——**

　　一级：膝周肌力锻炼。

　　二级：氨基葡萄糖类药物、非甾体抗炎药。

　　三级：关节镜、截骨术、膝关节置换术。

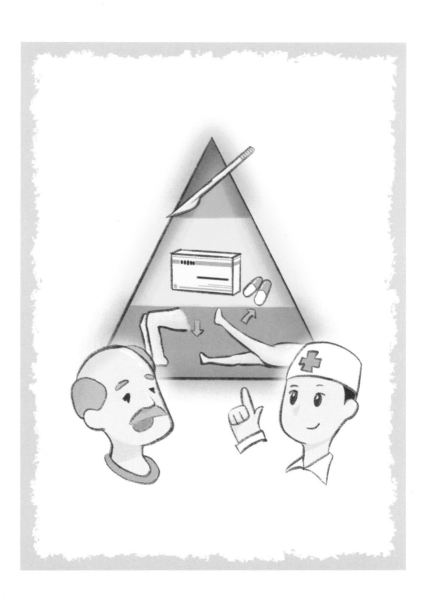

拒绝做"老糖人"

甜蜜陷阱：糖尿病，原来不止一种

> 苏大强是一名 64 岁的老人，他一直觉得自己虽然年纪偏大了，但生活方式还算健康。上个月他听儿子的建议去医院做了个体检，结果医生告诉他血糖有些偏高，可能有得糖尿病的风险。这可把苏大强吓坏了，尤其是小区里老人之间闲聊的时候听其他老人"吐槽"，得了糖尿病之后这也不能吃那也不能吃，每天都要"扎手指"……

高血糖不能一概而论——糖尿病的类型

糖尿病是一组以血浆葡萄糖（也就是我们常说的血糖）水平升高为特征的代谢性疾病群。据国际糖尿病联盟发布的最新数据显示，截至2021年12月我国糖尿病患者人数达1.4亿人，位居世界第一，糖尿病显然已经成为我国最为重要和棘手的公共卫生问题之一，不良的膳食结构、体育活动量较少等是近年来糖尿病发病率升高的"罪魁祸首"。

为了更好地给予对症治疗，根据病因学证据，2019年WHO将糖尿病分类更新为6种类型，即1型糖尿病、2型糖尿病、混合型糖尿病、其他特殊类型糖尿病、未分类糖尿病、妊娠糖尿病。我们生活中最常见的就是1型糖尿病和2型糖尿病，这里也主要向大家介绍这2类糖尿病。

1型2型搞不清——糖尿病到底有哪些区别

1型糖尿病患者一般比较年轻，大部分为儿童、青少年，且发病较急，有时候还会发生酮症酸中毒，严重者甚至会出现昏迷、意识丧失的情况。2型糖尿病起病较缓，常在40岁以后发病，是老年糖尿病的主要类型，但近年来逐渐出现低龄化趋势。

说了这么多，2种类型糖尿病最明显的区别其实还是临床的表现，也就是我们生活中出现的症状不同。1型糖尿病会有比较典型的"三多一少"的症状——多饮、多食、多尿，但偏偏体重往下掉，整个人显得比较削瘦。很多2型糖尿病初期是没有症状的，患者是通过体检发现自己血糖偏高才确诊糖尿病的。

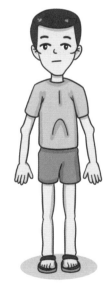

1型糖尿病
典型的三多一少微血管病变：
肾病、失明……

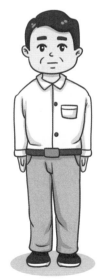

2型糖尿病
无明显症状代谢异常：
心梗、中风、糖尿病足……

不就是血里多点糖！严重吗？——不同类型糖尿病的典型并发症

许多"老糖人"对自己忽高忽低的血糖不以为意，或是厌烦了日复一日的服药与饮食控制，便把"糖多一点怎么了"挂在嘴边。其实，糖尿病看似不凶险，却常常伴有很多并发症。

1型糖尿病主要发生微血管病变，具体体现在眼睛跟肾脏上，视网膜微血管渗漏和阻塞会导致视力下降甚至失明，肾脏微血管病变可能发展至肾功能衰竭，引发尿毒症。研究提示，病程5年以上的青少年1型糖尿病患者，糖尿病肾病的比例为9.2%，糖尿病视网膜病变的比例高达23.7%。除却这些慢性并发症，1型糖尿病也会出现酮尿酸中毒，严重低血糖等急性并发症。

2型糖尿病的并发症主要体现在代谢异常之中，比如高血压、腹型肥胖、血脂异常等，因此2型糖尿病最主要关注的点是大血管并发症（冠状动脉疾病、外周动脉疾病、周围神经病变等），比较典型的就是动脉粥样硬化、心肌梗死、卒中（中风）、糖尿病足等。心肌梗死、卒中的危险性不言而喻，糖尿病足却也是不容忽视的。糖尿病患者因下肢周围神经感觉异常和血管病变，常常发生足部感染、溃疡甚至深层组织破坏，若发现不及时、感染难以控制，甚至需要截肢以挽救生命。

关注你的血糖——糖尿病的高危人群有哪些

糖尿病不是一天"吃"出来的，从高危人群到糖尿病前期再到糖尿病，这3个阶段都是我们可以注意预防疾病发生的关键时期。那我们又应该怎么判断高危人群呢？

如果你的年龄到了45～50岁，那就要开始关心自己的血糖了。尤其是如果你还体重偏胖，体质指数偏高或是有高血压、高血脂病史，更是要注意自己的生活方式了。建议大家也去询问一下父母或者兄弟姐妹中有没有糖尿病患者，因为糖尿病也有

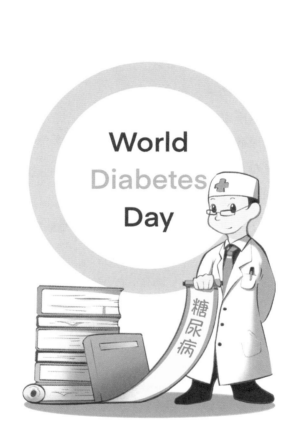

一定的遗传因素。

公共卫生工作人员在开展糖尿病干预时还会留意到一个重点人群：糖尿病前期——血糖比正常人高一点，但是还没跨进糖尿病的门槛，中国以及WHO对于糖尿病前期的标准是空腹血糖介于6.1～6.9 mmol/L，也叫空腹血糖受损；餐后2 h血糖介于7.8～11.0 mmol/L，也叫糖耐量异常糖尿病前期。案例里苏大强就是这样的状况。这类人群基本上没有什么具体症状，一般通过血糖监测才确诊糖尿病。根据2020年全国流行病学的调查结果，我国成年人糖尿病前期患病率为35.2%，每年有5%～10%的糖尿病前期患者进展为糖尿病。对这些糖尿病前期的患者，如果进行有效的针对性干预，是够避免发展到糖尿病的。

> **小 贴 士**
>
> ▶ 1型糖尿病的症状："三多一少"——多饮、多食、多尿、体重偏低。
> ▶ 2型糖尿病的症状：血糖偏高，体重正常或超重。
> ▶ 高危人群：① 年龄大于50岁；② 体重偏高或体质指数偏高；③ 家族遗传史。

2型糖尿病患者的新福音

多头并进——"五驾马车"是什么呢

糖尿病已成为威胁人类生命健康的主要疾病之一，被WHO列为三大疑难疾病之一。我国患者数由2012年的9 000万增加至2022年的1.4亿，其中2型糖尿病占90%以上。

为控制糖尿病并发症的发生，国际糖尿病联盟提出了"五驾马车"的概念：糖尿病的健康教育、药物治疗、饮食治疗、运动治疗和血糖监测。这5个方面在糖尿病管理过程中都非常重要。

"五驾马车"的实施能使糖尿病患者血糖得到长期控制，以防止或延缓各种并发症的发生，达到提高生活质量、延长生命的目的。

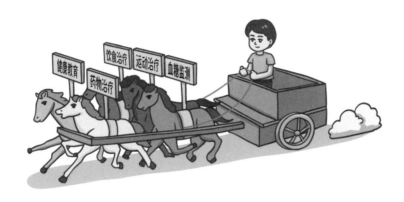

长期控制血糖，延缓并发症

健康教育——我的身体我做主

糖尿病是一种复杂的慢性终身性疾病，治疗效果在很大程度上要看患者是否配合，也就是医生所说的"患者依从性"：今天你有没有按时服药？有没有按时测血糖？最近有没有控制血糖好好吃饭？这周的运动量是什么样的？良好的自我管理行为能够显著改善血糖控制及糖尿病慢性并发症的发生与发展，希望我们都能做自己的健康第一责任人，多"听话"，多对自己的身体上上心。

药物治疗——神奇的降糖药也有大学问

我们身体里有一种大家耳熟能详的激素——胰岛素，它负责"消化"我们吃进身体里的糖分。而糖尿病患者就是因为缺乏这种激素，所以在吃完饭之后血糖才会下降缓慢。目前市面上绝大多数糖尿病治疗药物的原理都是刺激身体分泌胰岛素，来达到降低血糖的目的。

降糖药种类十分丰富，选择时需要考虑到年龄、肥胖类型、酮症倾向、其他疾病等方面，最终才能确定使用哪种降糖药。建议大家遵从医嘱，确定药物治疗的类型。

值得注意的是，2 型糖尿病是进展性疾病，患者在采用单一的降糖药物治疗一段时间后可能出现治疗效果的下降。因此，我们常采用两种不同作用机制的降糖药进行联合治疗。医生也会根据患者血糖实际情况及时调整治疗方案。

饮食治疗——控制饮食控制血糖

主食如米饭、面条、馒头等富含淀粉等糖类（碳水化合物），是影响餐后血糖水平的核心因素，糖尿病患者饮食中糖类所提供的热量应占总热量的45% ～ 60%，通俗来讲，每顿饭差不多可以吃"一个拳头大小"的主食，一天2 ～ 3个"拳头"。

控制饮食不仅在"吃多少"上有讲究，我们还需要关注"吃什么""吃哪些"。在选择食物时，可以参考一个指标：血糖生成指数（GI）。这是用于衡量食物对血糖影响的相对指标，选择低GI食物有利于餐后血糖控制。

GI ≤ 55，为低GI食物，如糙米、藜麦、豆类、红薯等，可以推荐适量吃；55 ＜ GI ≤ 70，为中GI食物，如土豆、小米粥、荞麦面等，可适当吃；GI ＞ 70，为高GI食物，如大米饭、白面包、白馒头等，尽量少吃。

比如很多糖尿病患者担心吃水果会升高血糖，这时候就可以参考GI，选择GI较低的水果，比如，黄瓜和番茄就是对糖尿病患者很友好的食物。食用水果的时间建议放在两顿正餐之间，作为加餐。

我们提倡"清淡饮食"，在烹饪的时候要尽量采取煮、焖、蒸的方式，这样可以控制油脂的摄入，一天最多"一个大拇指指尖"的油量（20 ～ 25 克），其实就可以了。

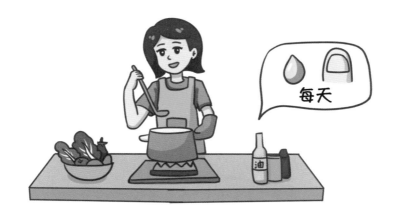

清淡饮食

运动治疗——今天你"迈开腿"了吗

　　规律运动能够帮助控制血糖、改善脂肪和蛋白质代谢，有助于预防和治疗糖尿病并发症，而且甚至可以改善心理状态。关于糖尿病患者的运动有一个基本指导方案，就是"1357"，这个原则适用于绝大部分患者，详细的口诀如下：

　　"1"：基本上每天能运动1次；

　　"3"：每次30分钟；

　　"5"：每周有5天是运动的；

　　"7"：运动时的心率达到170减年龄。

血糖检测——重视血糖晴雨表

　　糖尿病患者不仅需要在餐前餐后测量血糖，也应定期前往医院检查血、尿等各项指标以及心电图或眼底检查，使医生了解患者的病情进展情况，有助于及时指导治疗。

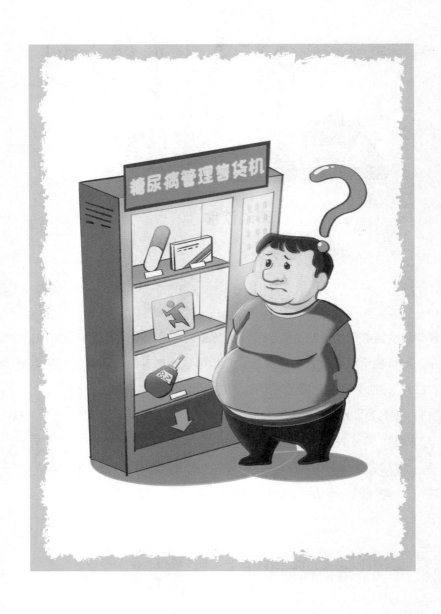

近十几年，糖尿病血糖检测最大的突破在于动态血糖监测。通过给患者在皮下安装一个小小的探头，就可以每5 min自动测一次血糖，一天能有288个数据，从而很好地观察患者血糖动态变化的全过程。

还有"血糖指标"这个新概念，就是血糖目标范围的达标时间。通过动态血糖监测，可以知道患者一天24小时里面有多少时间在所控制的目标范围之内。目前来说，理想的达标时间为70%以上。这个时间点跟患者会不会发生视网膜病变有直接的关系。

> ### 小 贴 士
>
> "五驾马车"治疗方案：
>
> 健康教育：听医生的话，照顾好自己的身体。
>
> 药物治疗：遵从医嘱，按时服药。
>
> 饮食治疗：合理膳食，多吃蔬菜。
>
> 运动治疗："1357"迈开腿。
>
> 血糖监测：定期复查，按时测量血糖。

感知多彩世界

世界这么美，我想多看看

小美最近和家人打电话时，听爸爸说最近看报纸眼睛特别容易酸涩，感觉报纸上的字读起来也很困难，可能是最近休息不好。但联想到最近看的短视频里对老年性疾病的科普：白内障，老年性耳聋，风湿……小美一下子坐不住了，赶紧劝说爸爸去医院做个全身检查，却被爸爸说小题大做。小美真的小题大做了吗？我们该怎么去守护老年人缤纷多彩的世界呢？

老年人为什么看不清？——眼睛的视物原理

人们常说"眼睛是心灵的窗户"，通过眼睛我们看到了这个美丽而丰富的世界，可是你知道你的眼睛是怎么帮助你看到这个世界的吗？眼睛的结构其实很复杂，它们各司其职。比如角膜和瞳孔接收光线后通过晶状体投射到视网膜上，再经过一系列生物过程，眼睛就成功告诉给大脑："嘿，老兄，我看到了这些东西，你来识别一下吧！"

在这个机制中，晶状体的本质是一面"凸透镜"，它会根据接收到的内容"变身"。我们拿手机拍照的时候，根据物体的距离需要手动调整放大倍数或者亮度，但晶状体能自我调节；而视网膜则像是一面墙壁或者一块幕布，你实际看到的东西被等比例投射上去，最后传给大脑。

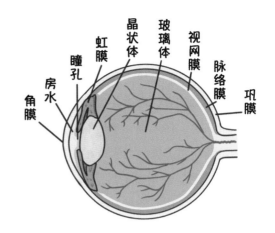

这样介绍完是不是觉得眼睛还挺神奇的？但等人们年龄上去之后，这些各司其职的眼睛结构会出现一些小问题，导致"老年性眼部疾病"的出现。比如常见的"老花眼"、老年性白内障，还有"三高"引起的老年性黄斑变性、糖尿病性视网膜病变、视网膜静脉阻塞、青光眼等。

眼睛酸疼，读报困难——最常见的老花眼

随着年龄的增加，眼睛的晶状体会逐渐硬化，弹性降低，睫状肌的功能也逐渐变弱，这面"神奇的凸透镜"不再能完成自我调节。这种由年龄所导致的生理性调节功能减弱，我们称之为老视，也就是通俗意义上的"老花眼"。

老花眼大多从40～45岁开始，且随着年龄上涨，老视情况逐渐加重：感觉看近处有些困难，比如读书看报的时候会比较费力，需要增强照明才能缓解。另外，也会用眼比较容易疲劳，甚至出现眼胀、流泪等现象。对此最有效的治疗方法就是佩戴老花眼镜，补偿晶状体的调节能力。

老花眼镜的佩戴原则是清晰、舒适、持久。特别强调的是，验光是必不可少的，千万不要贪图小便宜在不正规的摊子上直接购买。一定要仔细检查眼睛情况，根据检查结果和个人的工作性质和习惯选择合适的镜片种类。

"三高"还会影响眼睛

高血糖、高血压、高血脂这些和血压、血液黏滞度、血脂等有关的疾病，也和血管状态息息相关，而这些血管也连接着我们的眼睛，会造成一大类眼病。且这类眼病一般发病急，体征重，预后不佳，不及时治疗的话视力无法恢复，还有出现其他并发症的可能。接下来为大家介绍比较常见的几种血管性老年性眼病。

（1）老年性黄斑变性：黄斑，是视网膜的一个重要区域，外界光线进入眼球后投影在黄斑区中心凹处，就能形成清晰精确的像。一旦黄斑区出现病变，会出现视力下降、眼前有黑影、看东西扭曲变形、色觉异常等，称为黄斑变性。

老年性黄斑变性表现为中心视力下降、视物变形，且视力损害逐渐加重。多发生于50岁以上的人群，是导致失明的严重眼病，治愈的可能性较小。

（2）糖尿病性视网膜病变：糖尿病性视网膜病变是糖尿病的主要并发症之一，会出现视力减退，视野缺损，甚至失明等临床表现。

（3）视网膜静脉阻塞：当血栓阻塞视网膜静脉系统时，会出现视网膜出血、渗出，形成黄斑水肿，导致单眼视力突然急剧下降（无痛性）等。如果治疗不及时，会出现新生血管性青光眼，使视力彻底丧失。

（4）青光眼：发病前会有紧张、失眠等精神神经因素。急性青光眼发作时，患者还会感到头痛眼痛、视力下降、恶心呕吐、烦躁不安，有时头痛甚于眼痛，掩盖了眼部的病变。青光眼发病后对视功能损伤严重，如果不能有效地治疗，会导致失明，不可逆转。

这些血管性老年性眼病可以通过溶栓、改善微循环、营养视神经、抗血管内皮生长因子药物，以及高压氧、视网膜光凝术（激光）等手段治疗，目前中医也有一定的治疗方式。具体的治疗方案还是要根据患者自身的疾病类型和用眼需求在医生的帮助下进行确定。

看东西模糊、重影、有黑影——当心老年性白内障

老年性白内障是晶状体老化后的退行性改变，常表现为视物模糊，重影，有固定的黑影，人眼可见晶状体混浊及颜色的改变。这是个病程相当缓慢的疾病，其病因较多，有氧化损伤、紫外线照射营养不良等多种因素。

有针对性地给予白内停、障眼明等药物治疗，同时适当补充维生素C、维生素B_2、维生素E，对于减轻或延迟白内障的发生有一定的作用。以维生素C、维生素E举例：研究证明每天服用维生素C 300～600 mg，维生素E 400 mg可以达到治疗效果。如视力障碍已影响生活，通过手术完全可以治愈，这也是目前治疗白内障的主要手段。

没啥毛病只是眼睛干涩——干眼症需要引起你的注意

眼球的表面覆盖着一层薄薄的液体，被称为泪膜，随着眨眼均匀地分布在眼表，干眼症就是由各种原因引起的泪膜成分及其功能异常造成的。随着年龄的增长，眼睛产生的泪液越来越少，或者睑板腺分泌的油脂不足，泪液蒸发太快等，都是导致干眼症的原因。

目前西医主要采用人工泪液滴眼液治疗，有时会加用0.1%氟米龙滴眼液，国外目前有少部分患者开始采用抗生素治疗。中医则会根据不同干眼原因采取汤剂类药品，或是针灸治疗。

干眼病的发生有4个诱导因素，对于有明显干眼病诱因的患者，可及时到医院检查，增强预防意识。① 泪液分泌降低；② 自身激素水平下降：闭经后引起的干眼可能是雌激素水平降低所致；③ 其他疾病影响：风湿、类风湿、高血压及糖尿病等均可引起反射性泪液分泌不足；④ 长期用药：长期服用降血压、抗抑郁症药物可导致泪液分泌减少。

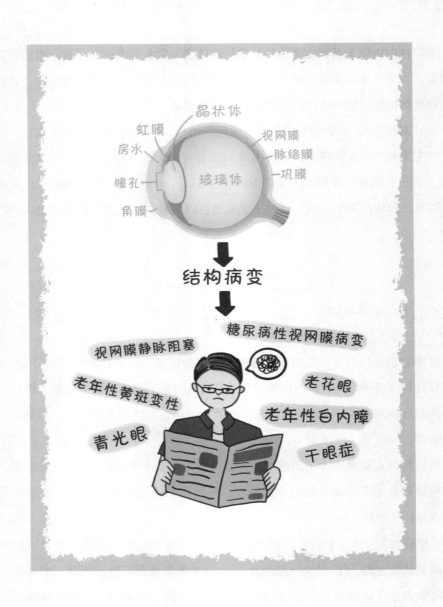

爸妈听不清，千万别大意

　　因为爸爸妈妈工作比较忙，壮壮从小就是奶奶带大的，他最喜欢放学之后和奶奶一边走回家一边聊学校里发生的有趣事。但他发现最近奶奶总是听不见他说话，有时候甚至得大声喊她才能听到。壮壮心里很担心：都说老年人上了年纪耳朵就不好，难道奶奶也开始耳背了吗？他又可以做些什么呢？

只是听不清吗？——老年性耳聋的原因和危害

　　回想一下，你身边有没有上了年纪就听不清的老人呢？比如听不清你讲话还要大声关心你的奶奶、竖着耳朵扯着嗓门还要跟街坊下棋的爷爷、喊他好几遍都听不到的老爸……这些都属于老年性听力损失。老年性听力损失（包括老年性耳聋）是特指随着生理年龄增长而引起的听力损失，是老年人最常见的疾病之一，高发于60岁以后。有时候，听力损失也可能是由耳部感染、耳硬化症、梅尼埃病及听神经瘤等疾病造成的。

　　耳科疾病、遗传因素、噪声损伤、耳毒性药物以及代谢性疾病和不良生活习惯等因素都会导致老年人听觉功能的下降。目前也有研究表明，患有高血压、糖尿病等慢性病的老年人听力损失的风险更高、程度更大。

　　由于症状进展缓慢，老年人听力损失不易被发现，其危害常被低估和忽视。最新的2023年第二次全国残疾人抽样调查数据显示，老年性耳聋占据了我国听力残疾致残原因的首位，占比为51.61%。或许你已经对"人老了就会听不见"习以为常，但其实老年性听力损失对健康的影响远比你想象更大。老年性听力损失会导致听觉皮层退化，人体基本的定向反射失常，进而影响整体脑功能，出现认知障碍，随着时间的推移，会使大脑处理信息的整体能力下降，比如诱发情绪障碍、阿尔茨海默病（俗称老年痴呆）等。

人老了就一定听不见吗？——老年性听力损失的预防

不得不承认的是，年龄的增长导致听觉系统机能逐渐退化是一个不可逆的过程，只能用一些康复方案去改善听力。针对不同原因的听力损失临床上的干预方案很多，比如药物治疗或者佩戴助听器、人工耳蜗等。但预防远胜于治疗，我们其实也可以人为地减缓老年性听力损失的进程。

首先，听力健康的自我管理非常重要，要远离高音量和长时间的噪声刺激。一般来说，只要是干扰到你正常生活，让你感到烦躁厌倦的声音统称为噪声。我国针对不同环境有不同的噪声标准，对于一般居住区来说大于 60 dB 就是噪声了，比如汽车鸣笛、建筑装修就是常见的噪声。长时间、高强度的噪声不仅会导致耳膜穿孔，还会影响神经系统、内分泌系统等。

其次，尽量不要在嘈杂环境中戴耳机，如果一定要佩戴耳机，请遵循"66原则"：音量不超过 60 dB，时长不超过 60 min。

最重要的是，听力障碍的产生和程度还与本人的生活习惯息息相关。生活中应该做到膳食平衡，进行适度的体育锻炼，保持规律的作息时间与平和的心态，预防慢性病。

由于老年性听力损失也有遗传方面的因素，所以有家族史的老年人可以定期检查，家里人也需要有所关注。

我的听力正常吗？——老年性听力损失的检测

老年性听力损失不能大意，但我怎么知道我的听力是否正常呢？目前，我们在

听力损失的自我调查中，最常用的就是筛选型老年听力残疾量表（HHIE-S），表里有
10个问题，不仅有对你目前听力情况的情景化检测，也包含了你对听力损失的态度，
我们不妨现在就来测一下：

汉化版 HHIE-S 量表

　　本量表的目的是了解您是否存在听力问题，以便安排您做进一步的准确判断，请务必根据提问，仔细回答每一个问题，勾出选择答案，如果您佩戴助听器，请回答在您不用助听器时的情况，请在 5 分钟之内完成整个量表内容。回答 A 得 4 分，B 得 2 分，C 得 0 分。

遇到不熟悉的人时，您会因担心听不清楚而感到窘迫（紧张）吗？

A：会　　　　　　　　B：有时有点　　　　　　　C：不会

听力问题使您和家人聊天时会感到有困难（受影响）吗？

A：会　　　　　　　　B：有时有点　　　　　　　C.不会

别人跟您小声说话的时候，您觉得听起来很费劲吗？

A：有　　　　　　　　B：有时候有　　　　　　　C：没有

听力不好会不会让您感觉自己有缺陷（像残疾人一样）？

A：会　　　　　　　　B：有时有点　　　　　　　C：不会

走亲访友时，您是否因听力不好而感到交往困难？

A：是　　　　　　　　B：有时有点　　　　　　　C：不是

听力问题会让您经常不愿意参加公众聚会活动吗？

A：会　　　　　　　　B：有时有点　　　　　　　C：不会

会因听力不好让您和您家人争吵吗？

A：会　　　　　　　　B：有时有点　　　　　　　C：不会

听力问题让您在看电视或者听收音机广播时感到会有困难吗？

A：会　　　　　　　　B：有时有点　　　　　　　C：不会

听力问题会对您的私人及社交活动有影响吗？

A：会　　　　　　　　B：有时有点　　　　　　　C：不会

听力问题会让您在酒店就餐与亲友交谈时感到困难吗？

A：会　　　　　　　　B：有时有点　　　　　　　C：不会

　　0 ～ 8 分表示听力障碍，10 ～ 22 分表示轻度至中度听力障碍，24 ～ 40 分表示重度听力障碍。

简单来说，如果目前你的听力问题已经影响到了自己的生活，或是多次出现错听漏听，需要对方大声说话的情况，那就建议你尽快前往医院进行规范的测试，比如纯音测听、阈上功能测试等。

家有老年人听不清，我应该怎么做

如果家中的长辈已经出现了老年性听力损失的现象，建议陪同他前往医院进行进一步检查，并根据医嘱服药或选配助听器、人工耳蜗等。助听器与人工耳蜗都属于听力辅助设备，但在原理上有所不同：助听器最终传出的是声信号，而人工耳蜗最终产生的是电刺激。再者，两者的佩戴方式、经济负担、使用寿命、听觉感受上也有大不同，需要酌情慎重选择。

因为老年人对于听力问题普遍"病耻感"较强，我们也需要家人给予一定的客观指导，并及时安抚情绪，包容对待。在日常交流时，没必要一味地提高音量，特别大声地说话或是吼叫其实反而会损伤老年人的听力。我们可以主动将语速放慢，说话吐字清晰，甚至可以配合表情和肢体动作帮助老年人"听清楚"。

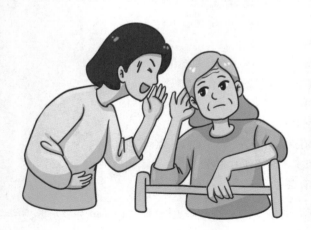

小 贴 士

注意：声音过大反而会损伤听力。

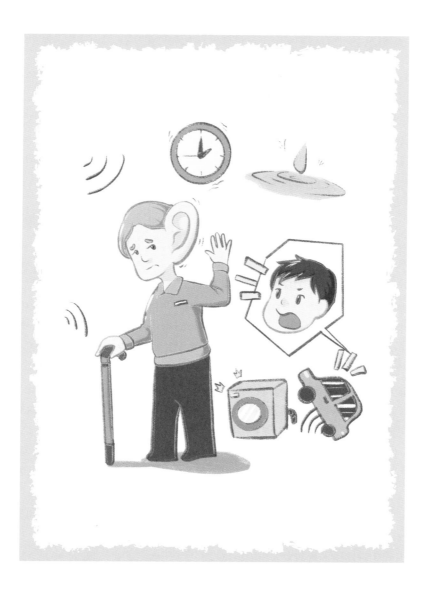

参 考 文 献

1. 尤红，王福生，李太生，等.慢性乙型肝炎防治指南（2022年版）[J].实用肝脏病杂志，2023，26（3）：457-478.

2. 叶子园，刘华镛，郭熙，等.中药治疗阿尔兹海默病的研究进展[J].吉林医药学院学报，2023，44（2）：132-134.

3. MCMICHAEL A，姜祎群.女性型脱发（女性雄激素源性脱发）的发病机制、临床特征和诊断[EB/OL].（2023-03-24）[2023-06-20].https://www.uptodate.com/contents/zh-Hans/female-pattern-hair-loss-androgenetic-alopecia-in-women-pathogenesis-clinical-features-and-diagnosis.

4. 李海冰.分娩镇痛：你应该知道的那些事[J].家庭医学，2023（2）：10-11.

5. 冯苏文，许方蕾，张丽亚，等.2型糖尿病胰岛素治疗患者运动现状的调查研究[J].中国医药科学，2023，13（2）：106-109.

6. 楚超.预防膝骨关节炎有3件法宝[N].保健时报，2023-02-09（16）.

7. 注意力缺陷/多动症（ADHD）-儿童的健康问题-《默沙东诊疗手册大众版》[EB/OL].（2022.02）[2023-06-20].https://www.msdmanuals.cn/home/children-s-health-issues/learning-and-developmental-disorders/attention-deficit-hyperactivity-disorder-adhd.

8. SCARFONE R J，刘恩梅.12岁以下儿童哮喘急性发作的急诊科治疗[R/OL].（2022-11-16）[2023-06-20].https://www.uptodate.com/contents/zh-Hans/acute-asthma-exacerbations-in-children-younger-than-12-years-emergency-department-management#!.

9. 葛剑力，耿莎莎，陈昕，等.基于全科医生的年龄相关性听力损失管理指标体系构建研究[J].中国全科医学，2022，25（34）：4318-4325.

10. 中华医学会内分泌学分会，中国医师协会内分泌代谢科医师分会，中华医学会核医学分会，等.中国甲状腺功能亢进症和其他原因所致甲状腺毒症诊治指南[J].中华内分泌代谢杂志，2022，38（8）：700-748.

11. 《中成药治疗优势病种临床应用指南》标准化项目组.中成药治疗小儿腹泻病临床应用指南（2021年）[J].中国中西医结合杂志，2022，42（8）：915-921.

12. 念安.解读中国居民平衡膳食宝塔（2022）[J].中国食品工业，2022（10）：82-83.

13. 林秀红.新版膳食宝塔帮你把好"营养关"[J].大众健康，2022（7）：84-85.

14. 彭善友.解读最新"膳食宝塔"及"八项准则"[J].家庭医学，2022（7）：39.

15. 李卓才，罗海英，陈一鑫，等.膝骨关节炎的微创治疗研究进展[J].微创医学，2022，17（6）：784-787，814.

16. 刘敏.分析大学生胃病与心理健康、生活习惯的关系［J］.心理月刊，2022，17（9）：229-231.

17. 中华医学会肿瘤学分会，中华医学会杂志社.中华医学会肺癌临床诊疗指南（2022版）［J］.中华医学杂志，2022，102（23）：1706-1740.

18. 李振辉.胃病病因复杂　辨治不宜拘泥硬套［N］.广东科技报，2022-03-25（9）.

19. 俞人可.甲状腺结节，你不得不知道的几件事［J］.健康世界，2022，29（11）：38-39.

20. 中华医学会糖尿病学分会.中国2型糖尿病防治指南（2020年版）［J］.中华糖尿病杂志，2021，13（4）：315-409.

21. 徐俊，石汉平.阿尔茨海默病脑健康营养干预专家共识［J］.中国科学：生命科学，2021，51（12）：1762-1788.

22. 章星琪.国内外斑秃诊疗共识、指南的解读与启示［J］.皮肤性病诊疗学杂志，2021，28（6）：431-436.

23. 昆山杜克医学物理.科普｜新冠肺炎诊断中的"白肺"，究竟是指什么？［EB/OL］.（2021-10-19）［2023-06-20］.https://zhuanlan.zhihu.com/p/107682169.

24. 中华人民共和国海关总署令第249号.中华人民共和国进出口食品安全管理办法［EB/OL］.（2021-04-12）［2023-06-19］.https://www.gov.cn/gongbao/content/2021/content_5621202.htm.

25. 张利，邱忠民.咳嗽变异性哮喘的争议问题［J］.中国呼吸与危重监护杂志，2021，20（9）：609-612.

26. 中华医学会呼吸病学分会哮喘学组.咳嗽的诊断与治疗指南（2021）［J］.中华结核和呼吸杂志，2022，45（1）：13-46.

27. 曾云燕.正确哺乳，防止宝宝吐奶，呛奶［J］.家庭医药：快乐养生，2021（1）：58.

28. 游诚.儿童铅中毒的表现和诊断［J］.家庭医学，2021（5）：6.

29. 王琛，李亚平.儿童注意缺陷多动障碍的非药物治疗进展［J］.中国学校卫生，2021，42（9）：1426-1430.

30. 洪建国.《儿童支气管哮喘规范化诊治建议（2020年版）》解读［J］.中华医学信息导报，2021，36（23）：21.

31. 中华医学会糖尿病学分会.中国2型糖尿病防治指南（2020年版）［J］.中华糖尿病杂志，2021，13（4）：315-409.

32. 包学智，唐维才.年少也有愁滋味——年轻人如何预防骨关节炎［J］.东方养生，2021（4）：43.

33. 中华医学会骨科学分会关节外科学组，中国医师协会骨科医师分会骨关节炎学组，国家老年疾病临床医学研究中心（湘雅医院），等.中国骨关节炎诊疗指南（2021年版）[J].中华骨科杂志，2021，41（18）：1291-1314.

34. 刘东瓒.别把胃病当小病![J].家庭中医药，2021，28（11）：33-34.

35. 王凯，耿兴敏.父母需用心发现孩子的"孤独"[N].中国妇女报，2021-08-18（8）.

36. 国家卫生健康委员会.代谢性及年龄相关性眼病成主要致盲性眼病[J]//国家卫生健康委员会.中国眼健康白皮书.[出版者不明]，2020.

37. 中华医学会皮肤性病学分会毛发学组.中国斑秃诊疗指南（2019）[J].临床皮肤科杂志，2020，49（2）：69-72.

38. 中华医学会骨科学分会脊柱外科学组，中华医学会骨科学分会骨科康复学组.腰椎间盘突出症诊疗指南[J].中华骨科杂志，2020，40（8）：477-487.

39. 周燕莉.细数母乳喂养的好处[J].家庭医学，2020（12）：58.

40. 汪之顶.生命早期1 000天[C]//中国疾病预防控制中心达能营养中心.达能营养中心2020年论文汇编：孕期营养、母乳喂养.[出版者不详]，2020：2.

41. 《中国脑卒中防治报告2019》编写组.《中国脑卒中防治报告2019》概要[J].中国脑血管病杂志，2020，17（5）：272-281.

42. 陆娟.阿尔兹海默症的老年病房护理和预防[J].中国保健营养，2020（20）：234-235.

43. 孙建林，吕新翔.雄激素性脱发的发病机制与治疗进展[J].内蒙古医科大学学报，2020，42（1）：106-108，112.

44. 覃晓红，林裕华，李婕，等.益气聪明汤治疗老年痴呆的Meta分析[J].中医药临床杂志，2019，31（10）：1857-1862.

45. 刘欣，祝宁侠.脱发的病因及相关研究进展[J].华夏医学，2019，32（6）：172-176.

46. 郑丽宾.无痛分娩的禁忌症和副作用[J].家庭医学，2019（3）：9.

47. 介明良.无痛分娩对胎儿和产妇的健康有影响吗[J].家庭医学，2019（3）：8.

48. 王陇德，刘建民，杨弋，等.我国脑卒中防治仍面临巨大挑战——《中国脑卒中防治报告2018》概要[J].中国循环杂志，2019，34（2）：105-119.

49. 中国医师协会美容与整形医师分会毛发整形美容专业委员会.中国人雄激素性脱发诊疗指南[J].中国美容整形外科杂志，2019，30（1）：8-12.

50. 中国高血压防治指南修订委员会，高血压联盟（中国），中华医学会心血管病学分会，等.中国高血压防治指南（2018年修订版）[J].中国心血管杂志，2019，24（1）：24-56.

51. 中国老年医学学会认知障碍分会.临床痴呆评定量表简体中文版[J].中华老年医学杂志，2018，37（4）：367-371.

52. 刘树俊，王婷婷，曹世钰，等.中国儿童哮喘危险因素的Meta分析[J].中国当代儿科杂志，2018，20（3）：218-223.

53. 肖小河，唐健元，茅益民，等.中药药源性肝损伤临床评价技术指导原则［J］.药学学报，2018，53（11）：1931-1942.

54. 佚名.不要给新生儿戴手套［J］.江苏卫生保健，2018（7）：52.

55. 国家卫生计生委合理用药专家委员会，中国药师协会.冠心病合理用药指南（第2版）［J］.中国医学前沿杂志（电子版），2018，10（6）：1-130.

56. 吴志华，等.皮肤性病诊断与鉴别诊断［M］.2版.北京：科学技术文献出版社，2018.

57. 崔富强，庄辉.中国乙型肝炎的流行及控制进展［J］.中国病毒病杂志，2018，8（4）：257-264.

58. 葛均波，徐永健，等.内科学［M］.9版.北京：人民卫生出版社，2018.

59. 李兰娟，任红.传染病学［M］.9版.北京：人民卫生出版社，2018.

60. 全燕.宝宝"吐奶"莫慌张［J］.中医健康养生，2018，4（6）：54-55.

61. 黄柳.无痛分娩国际比较［J］.中国医院院长，2017（22）：86-87.

62. 任广宗，卫小春.氨基葡萄糖联合非甾体类抗炎药治疗膝骨性关节炎［J］.中华临床医师杂志（电子版），2017，11（22）：2418-2422.

63. 安冬青，吴宗贵.动脉粥样硬化中西医结合诊疗专家共识［J］.中国全科医学，2017，20（5）：507-511.

64. 赵辨.中国临床皮肤病学［M］.南京：江苏凤凰科学技术出版社，2017.

65. 国家卫生计生委合理用药专家委员会，中国医师协会高血压专业委员会.高血压合理用药指南（第2版）［J］.中国医学前沿杂志（电子版），2017，9（7）：28-126.

66. 陈军.筑就"有温度"的康复——读《自闭症儿童的早期发现、干预、教育研究进展》［J］.现代特殊教育，2017（9）：80.

67. 沈晓凤，姚尚龙.分娩镇痛专家共识（2016版）［J］.临床麻醉学杂志，2016，32（8）：816-818.

68. 夏彬.婴儿认知-运动发育的影响因素［D］.苏州：苏州大学，2016.

69. 徐青.专家教你诊断甲状腺结节［J］.健康世界，2016，23（5）：18-20.

70. 中华中医药学会肝胆病分会，中华中医药学会中成药分会.中草药相关肝损伤临床诊疗指南［J］.临床肝胆病杂志，2016，32（5）：835-843.

71. 中华医学会呼吸病学分会哮喘学组.咳嗽的诊断与治疗指南（2015）［J］.中华结核和呼吸杂志，2016，39（5）：323-354.

72. 中华医学会儿科学分会呼吸学组，《中华儿科杂志》编辑委员会.儿童支气管哮喘诊断与防治指南（2016年版）［J］.中华儿科杂志，2016，54（3）：167-181.

73. 中华医学会呼吸病学分会，中华医学会儿科学分会．流行性感冒抗病毒药物治疗与预防应用中国专家共识［J］．中华医学杂志，2016，96（2）：85-90.

74. 中华医学会肝病学分会药物性肝病学组．药物性肝损伤诊治指南［M］．上海：上海科学技术出版社，2016.

75. 于乐成，茅益民，陈成伟．药物性肝损伤诊治指南［J］．肝脏，2015，20（10）：750-767.

76. 国家卫生和计划生育委员会．食品安全国家标准保健食品：GB16740-2014［S］．（2014-12-24）［2023-06-19］．http://www.nhc.gov.cn/sps/s3593/201412/d9a9f04bc35f42ecac0600e0360f8c89.shtml.

77. 胡红．咳嗽变异性哮喘的诊断及治疗进展［J］．解放军医学杂志，2014，39（5）：361-364.

78. 亢泽坤，吴瑕，郑丽亚，等．儿童感冒药的合理用药分析［J］．临床合理用药杂志，2014，7（26）：78-79.

79. 于娟．儿童感冒如何安全用药［N］．中国医药报，2014-11-07（1）．

80. 李增烈．大便颜色变　认清有病否［J］．家庭医学，2014（1）：30-31.

81. 徐云，杨健．自闭症早期发现研究进展［J］．中国临床心理学杂志，2014，22（6）：1023-1027.

82. 胡娴亭，黄治物，陈建勇，等．听力障碍筛查量表用于老年人群听力筛查分析［J］．听力学及言语疾病杂志，2014，22（3）：230-234.

83. 佚名．短孕妇做磁共振对胎儿有辐射吗?［J］．中国医学计算机成像杂志，2013，19（5）：421.

84. 范建高，曾民德．脂肪性肝病［M］.2版．北京：人民卫生出版社，2013.

85. 王俊．肺内小结节：怎么看，怎么治［J］．健康世界，2013，20（12）：100-101.

86. 姜冠潮．体检发现肺部小结节该怎么办［J］．健康世界，2013，20（12）：20-22.

87. 陆权，安淑华，艾涛，等．中国儿童普通感冒规范诊治专家共识（2013年）［J］．中国实用儿科杂志，2013，28（9）：7.

88. 佚名．短孕妇做磁共振对胎儿有辐射吗?［J］．中国医学计算机成像杂志，2013，19（5）：421.

89. 高阅春，何继强，姜腾勇，等．冠心病患者冠状动脉病变严重程度与冠心病危险因素的相关分析［J］．中国循环杂志，2012，27（3）：178-181.

90. 肖海鹏．甲状腺结节，我该拿你怎么办——谈如何对待体检中发现的甲状腺结节［J］．健康世界，2012，19（11）：100-101.

91. ADAIR L S.为什么生命最初1 000天对人类健康和发展至关重要? 来自队列研究—追踪

到成年早期—的结果［C］//中国营养学会公共营养分会.第十二届公共营养学术会议公共营养国际学术报告会论文集.［出版者不详］,2012:15.

92. 李峥.老年痴呆相关概念辨析［J］.中华护理杂志,2011,46(10):1045.

93. 辛建保.肺部浸润影的诊断及鉴别诊断［J］.临床内科杂志,2011,28(4):233-236.

94. 赵爱君.药物治疗白内障［J］.中国保健营养:下半月,2010(7):105.

95. 国家中医药管理局,国家卫生部.中成药临床应用指导原则［EB/OL］.(2010-06-11)［2023-06-19］.http://www.natcm.gov.cn/yizhengsi/gongzuodongtai/2018-03-24/3071.html.

96. 中华医学会肝病学分会脂肪肝和酒精性肝病学组.酒精性肝病诊疗指南［J］.中国肝脏病杂志(电子版),2010,2(4):49-53.

97. 中华医学会肝脏病学分会脂肪肝和酒精性肝病学组.非酒精性脂肪性肝病诊疗指南［J］.中国肝脏病杂志(电子版),2010,2(4):43-48.

98. 李原.治疗甲亢的ABC［J］.健康世界,2010,17(10):32-33.

99. 艾生.美国环保局关于减少环境污染对儿童健康影响的35条建议［J］.环境与生活,2010(8):89.

100. 王隽.控制糖尿病"五驾马车"缺一不可［J］.中国社区医师,2010(6):13.

101. 李云.1-3个月修剪指甲小窍门［J］.母婴世界,2009(10):68-69.

102. 魏卫红,许艳,李红霞.新生儿指甲的护理［J］.全科护理,2009,7(30):2773-2774.

103. 尹忠元.巧辨宝宝溢奶与吐奶［J］.家庭医学,2009(5):14.

104. 宿艳,郭晓玲,徐湘辉,等.干眼症治疗现状［J］.长春中医药大学学报,2008,24(5):569-570.

105. 黄柏青,高瑛瑛,郑艺霞,等.铅中毒儿童临床症状分析［J］.中国妇幼保健,2008,23(27):3848-3849.

106. 黄若华.儿童多动症早期诊断与治疗［J］.临床心身疾病杂志,2008,14(4):Ⅶ-Ⅸ.

107. 张彦.高糖高脂饮食对兔膝关节软骨形态的影响［D］.长沙:中南大学,2008.

108. 佚名.糖尿病分几个类型?［J］.糖尿病新世界,2007(1):46.

109. 张士胜,张琼,王康孙.亚洲年龄相关性眼病流行病学调查概览［J］.国际眼科杂志,2006,6(4):879-881.

110. 中国防治认知功能障碍专家共识专家组.中国防治认知功能障碍专家共识［J］.中华内科杂志,2006,45(2):171-173.

111. 蒋涛,邹凌.老年性听力损失和干预策略现状和新进展(1)［J］.听力学及言语疾病杂志,2006,14(5):363-368,376.

112. 吕文丽,李少文,马永耀,等.环境污染与儿童健康［J］.山东环境,2002(1):52.

113. 朱建民，曾明. 环氧化酶和非甾体类消炎药［J］. 中国新药与临床杂志，2001，20（3）：208-210.

114. 王宏宇，胡大一，龚兰生，等. 高血压合并动脉粥样硬化与大动脉缓冲功能关系的研究［J］. 中华心血管病杂志，2001（4）：17-20.

115. 张尧贞. 世界爱眼日致中老年朋友［J］. 中老年保健，1999（3）：4-5.

116. PENG T, YIN L L, XIONG Y, et al. Maternal traditional Chinese medicine exposure and risk of congenital malformations: a multicenter prospective cohort study［J］. Acta Obstet Gynecol Scand, 2023, 102(6): 735-743.

117. KAZEMINASAB S, NEJADGHADERI S A, AMIRI P, et al. Neck pain: global epidemiology, trends and risk factors［J］. BMC Musculoskelet Disord, 2022, 23(1): 26.

118. FARAONE S V, BANASCHEWSKI T, COGHILL D, et al. The World Federation of ADHD International Consensus Statement: 208 Evidence-based conclusions about the disorder［J］. Neurosci Biobehav Rev, 2021(128): 789-818.

119. GAILLARD E A, KUEHNI C E, TURNER S, et al. European Respiratory Society clinical practice guidelines for the diagnosis of asthma in children aged 5-16 years［J］. Eur Respir J, 2021, 58(5): 2004173.

120. WU A M, DONG W L, ZENG X Y, et al. Neck pain is the leading cause of disability burden in China: Findings from the Global Burden of Disease Study 2017［J］. Ann Transl Med, 2021, 9(9): 777.

121. MO Z M, LI D, ZHANG R W, et al. Comparisons of the effecticeness and safety of Tuina, acupuncture, traction, and Chinese herbs for lunbar disc herniation: asystematic review and network meta-analysis［J］. Evid Based Complement Alternat Med, 2019: 6821310.

122. BONDI M W, EDMONDS E C, SALMON D P. Alzheimer's Disease: Past, Present, and Future［J］. J Int Neuropsychol Soc, 2017, 23(9-10): 818-831.

123. SAFIRI S, KOLAHI A-A, HOY D, et al. Global, regional, and national burden of neck pain in the general population, 1990-2017: systematic analysis of the Global Burden of Disease Study 2017［J］. BMJ, 2020(368): m791.

124. DEYO R A, MIRZA S K. CLININCAL PRACTICE. Herniated lumbar intervertebral disk［J］. N Engl J Med, 2016, 374(18): 1763-1772.

125. HOSEINI B L, ABBASI M A, MOGHADDAM H T, et al. Attention Deficit Hyperactivity Disorder (ADHD) in Children: A Short Review and Literature［J］. International Journal of Pediatrics, 2014, 2(3.4): 443-450.

126. WEGNER I, WIDYAHENING I S, VAN TULDER M W, et al. Traction for low-back pain with or without sciatica [J]. Cochrane Database Syst Rev, 2013(8): CD003010.

127. OZTURK B, GUNDUZ O H, OZORAN K, et al. Effect of continuous lumbar traction on the size of herniated disc material in lum-bar disc herniation [J]. Rheumatol Int. 2006, 26(7): 622-626.

128. SANTILLI V, BEGHI E, FINUCCI S. Chiropractic manipulation in the treatment of acute back pain and sciatica with disc protrusion: a randomized double-blind clinical trial of active and simulated spinal manipulations [J]. Spine J, 2006, 6(2): 131-137.

图书在版编目（CIP）数据

"慢"长守护 / 陆唯怡，张舒娴，张海扬主编 . —上海：上海科学普及出版社，2023.10
（"医"说科普丛书）
ISBN 978-7-5427-8558-9

Ⅰ. ①慢…　　Ⅱ. ①陆…②张…③张…　　Ⅲ. ①慢性病-防治-普及读物　　Ⅳ. ①R4-49

中国国家版本馆 CIP 数据核字（2023）第 189155 号

策划统筹　　蒋惠雍
责任编辑　　郝梓涵
整体设计　　姜　明　王轶颀
绘　　画　　张天照　杨晓尘　赵有淦
　　　　　　王晗婧　丁　乐

"医"说科普丛书

"慢"长守护

陆唯怡　张舒娴　张海扬　主编

上海科学普及出版社出版发行

（上海中山北路 832 号　邮政编码 200070）

http://www.pspsh.com

各地新华书店经销　上海商务联西印刷有限公司印刷

开本 710×1000　1/16　印张 15.75　字数 242 000

2023 年 10 月第 1 版　　2023 年 10 月第 1 次印刷

ISBN 978-7-5427-8558-9　定价：88.00 元

本书如有缺页、错装或坏损等严重质量问题
请向工厂联系调换
联系电话：021-56135113